在家做出 **101** 種解決情緒障礙與身體病痛的天然配方

情．緒．修．復
藥草聖經

Herbal Medicine for Emotional Healing

蒂娜‧薩姆斯 Tina Sams ◎著　蘇郁捷 ◎譯

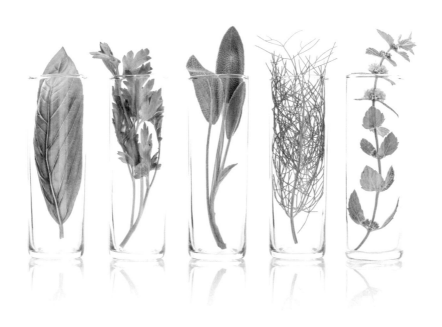

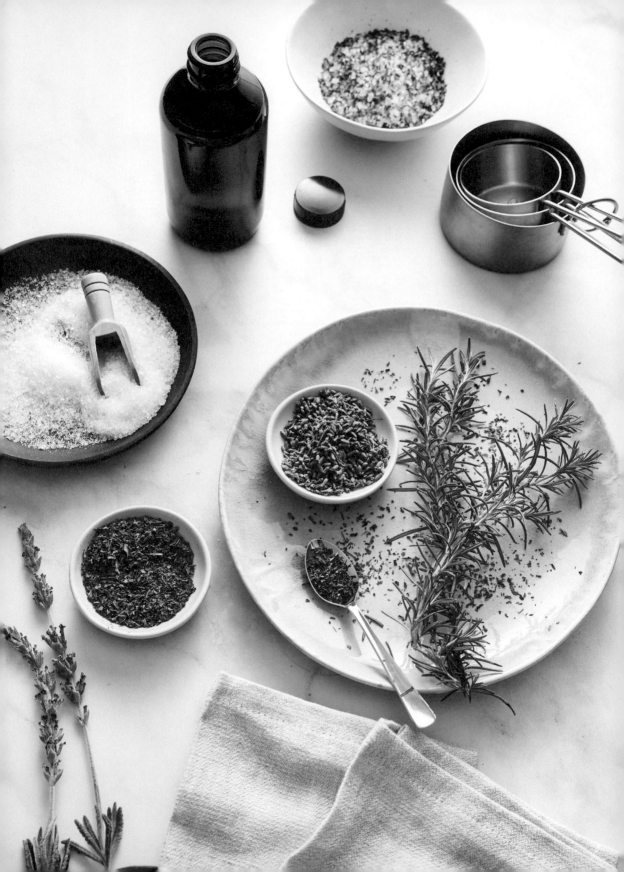

獻給一路上陪著我冒險歡笑的重要夥伴

——我的妹妹，瑪麗安。

是妳，為我們開啟了這趟花草世界的旅程。

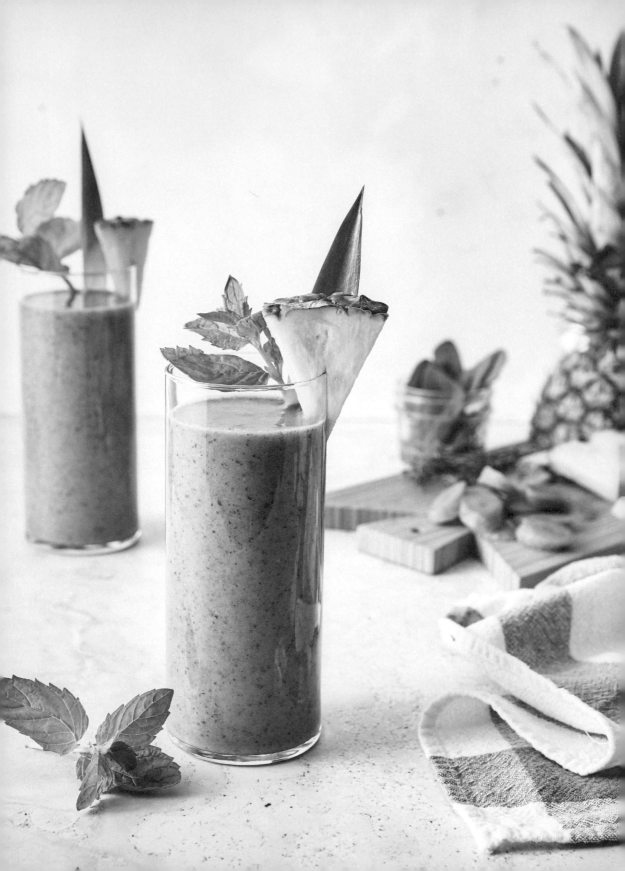

Contents 目錄

Part II
101 個對症應用藥草療法 51
—— 在家做出解決情緒障礙與身體病痛的天然配方

Chapter 5　憂鬱症 73
20款舒緩心情、提升自信以及照護全身的草本配方

Part III
改善情緒問題的藥草圖鑑 123
—— 31種最好用的藥用植物，開始由內而外的排毒生活

◎關於本書的單位標示：

本書中的配方皆使用美式英制單位，例如品脫、盎司等等，為方便台灣讀者使用，劑量都會附註上相對應的公制單位，例如公升（L）、毫升（ml）等等。詳細的重量＆容量對照表，請見第164頁。

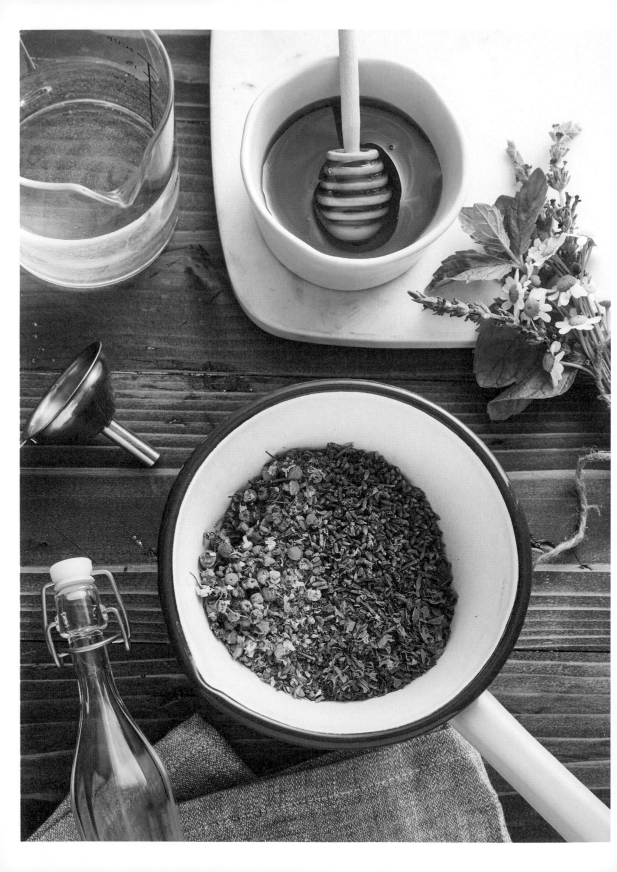

前言——

當你的心靈感到脆弱，藥草是你最強大的盟友

對於正在閱讀這本書的你來說，或許是第一次接觸這個促進身心健康的新奇療法，所以先讓我說聲「歡迎」！

大部分人多少都有使用過「藥草療法」的經驗，即使只是簡單地吃草本喉糖來止咳，或是感冒時喝柳橙汁補充維他命C，都算是藥草療法的一種。你可能會覺得利用藥草來幫助你的情緒問題有點標新立異，而我在這本書中，就是要告訴你這些溫和卻具有功效的藥草療法，如何在你遇到困難時給予深層的支持力量。

無論你遇到什麼樣的狀況阻擋你發光發熱、不能盡情展現你的活力時，都有相對應的療法，能夠改善一般人常見的情緒問題，像是輕微的憂鬱症、急性焦慮症、失眠、壓力性疼痛、或是任何其他的煩惱。

在我創辦的藥草雜誌《Herbal Essential》中，住在多倫多的藥草師凱西・沃克，對於藥草做出以下的完美詮釋，傳達出藥草如何幫助人們治療各種疑難雜症，以及其難以言喻的功效：

「我不只是在給他們茶喝，我還賦予他們所有圍繞過各種花草的美好。我正在填補他們的空虛，用的是大自然裡的沼澤、綠野，和每一株記憶裡有鹿群奔馳而過、有野兔大快朵頤吃著、以及遠方火車呼嘯聲的植物。是暴風雨和燦爛的日出、令人嘆為觀止的日落和漫長冬夜裡灑在花草上的月光、潺潺流動的溪

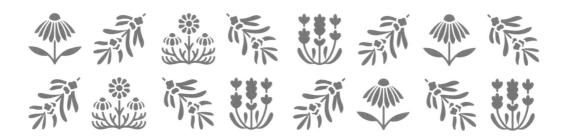

水、洶湧翻騰的河流以及大海中掀起的巨浪；是森林裡的寂靜、與季節更迭中的萬千種顏色。我明瞭當他們喝下（藥草茶）的那一刻，他們同時也喝下每一種植物分享給世人的所有經驗；而就是這些經驗，讓我能夠超越我能力所及，更深層地去治癒他們的內心。」

我喜歡這段描述。尤其當我告訴別人，可以試著去認識幾種療癒身心的藥草、因為藥草可以帶給他們力量時，總覺得如果我只是這麼說，並不足以讓人領略使用草本療法所帶來的感受。凱西用一段優美的文字闡述了植物能夠如何深層舒緩人們的心靈，並與天地合而為一：人、植物、世界，

甚至是宇宙，這無非是十分強大有力的觀點。

自古以來，我們的生活就被千萬種植物所圍繞。它們餵養你、為你提供遮蔽；它們能夠用來製造衣服，也能夠治癒你的內心。現在請先花個幾分鐘觀察四周，也許你一眼就會看到室內或戶外的裝飾裡擁有某些植物、花卉、或是樹葉圖案的設計。如果你噴了香水，那香水大部分都是以植物萃取，或是以化學成分混合來仿製成植物的香味。世上一切萬物都需要植物，它們在地球上存在的時間遠比人類存活的時間來得長久。

有些人認為，藥草其實是一種會照顧人類的植物，藥草本身就希望我們平安健康，而我十分贊同這樣的說

法。當你的情緒或是心靈上感到脆弱，藥草絕對是你強而有力的盟友。

你可能會覺得所謂的「藥草」，只侷限為會生出種子、每年都會枯萎落土的草本植物；而另一些人則宣稱藥草包含任何一種有種子、有葉子和花的植物。我的概念則是更廣泛地去定義：藥草包含「所有植物」，包括樹木、根莖、果實、種子以及部分蕈類。在過去的幾十年裡，藥草的世界已經以越來越快的速度擴展開來，而我們也都早已從中受惠。

在我住的地方，你甚至不用走超過十步，就可以發現一種能舒緩身心靈的野生植物；當我去紐約曼哈頓拜訪朋友時，我很驚喜地看到鳥群就在他們的屋頂花園裡播種，長出了一些

具有療效的「野草」。一般來說，藥草可以溫和地發揮藥效，副作用相對較少，而且它們還無所不在！你只需要認識幾種藥草，就能守護自己的身心健康，平時就能利用藥草來安定你的內心，或是綻放你的靈魂，你將能踏上一段注滿能量、永無止盡的冒險旅程，而我希望這本書能指引你朝著這樣的方向前進。

在開始之前，你必須先瞭解一個重要觀念：藥草之所以有效，是因為含有藥效強的成分跟作用，它們通常比成藥溫和，所以需要花較長的時間才能看見效果。事實上，大部分的藥廠所製作出來的成藥，多多少少都含有人工合成的藥草成分，所以並不是天然的東西就代表百分之百的安全。

例如，熱愛陽光的沙漠植物「麻黃」，就是一個非常好的例子——雖然麻黃在治療呼吸道疾病上有極佳的成效，但它也是一種興奮劑。因為這是一種天然的植物，就有人誤認為它安全無害，便將其濃縮製成「草本安非他命」並到處販售，然而服用的人卻因此身亡（我得補充一下，此事非藥草家所為）。導致現今麻黃在美國被禁用，而所有人再也無法使用這種藥草。

另外，有人認為藥草跟現代醫藥中的「對抗療法[1]」無法同時並行，這其實是沒有事實依據的論點。首先，醫生不是我們的敵人，對於任何一種

慢性疾病來說，正確的診斷確實是關鍵，至於無法改善甚至是日益加劇的情緒問題，都應該由專業的精神科醫師或是家庭醫師協助處理。沒有人會建議單純使用藥草來治療心臟病，所以當某件事正影響你的精神或是情緒健康，已經嚴重到令你的生活感到困擾時，你必須認真地去治療面對，並以與生理疾病相同的態度去尋求專業人士的幫助。因此，如果你正在因為慢性疾病接受治療或是定期服用藥物，在使用任何藥草之前，請先向你的醫生諮詢。

在本書中，你將會認識到許多對我們有幫助的藥草，你也會學習到最有效的藥方製作步驟，讓你體驗到身心恢復的療效。最一開始會介紹「如何製作藥方」，這個部分我會告訴你

---

[1] 編按：對抗療法（allopathic therapy）為主流醫學的主要療法。針對疾病本身的成因直接對抗、移除，使用藥物或手術等方式治療疾病或傷勢，訴求是讓症狀立刻消失不見。

如何從無到有、製作出各種對於改善情緒問題最有效的草本常備品；接下來是詳細解說101個有效的藥草配方，能夠舒緩30種以上因焦慮症、憂鬱症、壓力、創傷記憶等情緒所引起的病痛；最後，我也分享了在情緒治療和促進身心健全方面，我最愛用的31種藥草。

　　現在，就讓我們一起進入藥草的世界吧！

蒂娜・薩姆斯

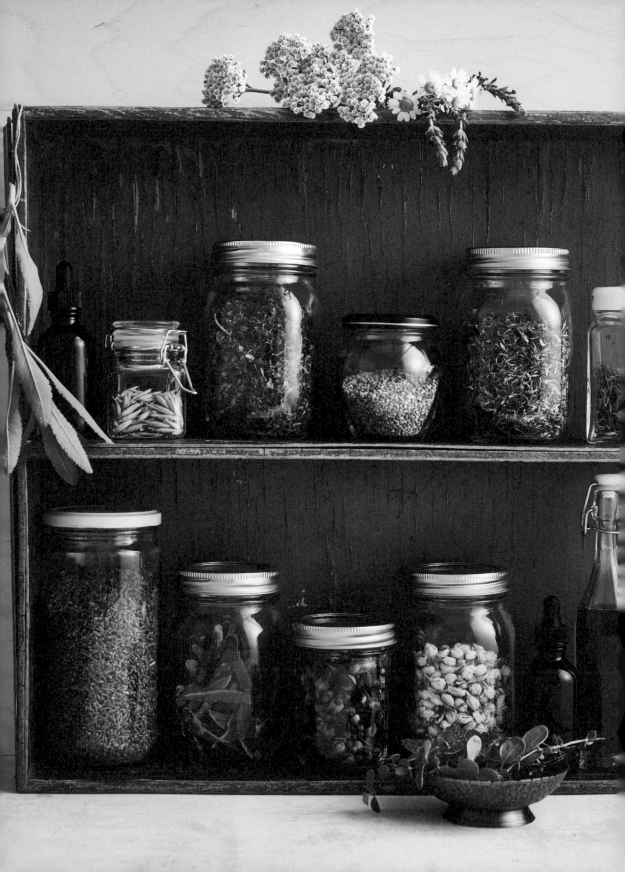

PART Ⅰ

走進草本療癒世界
——動手調製藥草配方前，你應該知道的三件事

不少文字記載的歷史都曾經提到，藥草在醫學上被廣泛使用，也有安定身心的效果，最遠甚至可追溯至西元前1500年。在還不到100年以前，藥草是我們唯一能用來醫治病痛的藥物，現今也依舊在各種儀式中，透過藥草來促進身心健康，並提升心靈層次。

當你願意敞開心扉走入藥草的世界，你將會發現，光只是在樹林裡或是原野裡待上30分鐘，靜靜地與植物交流，就能讓你感覺到自己的心情更加開朗愉悅。

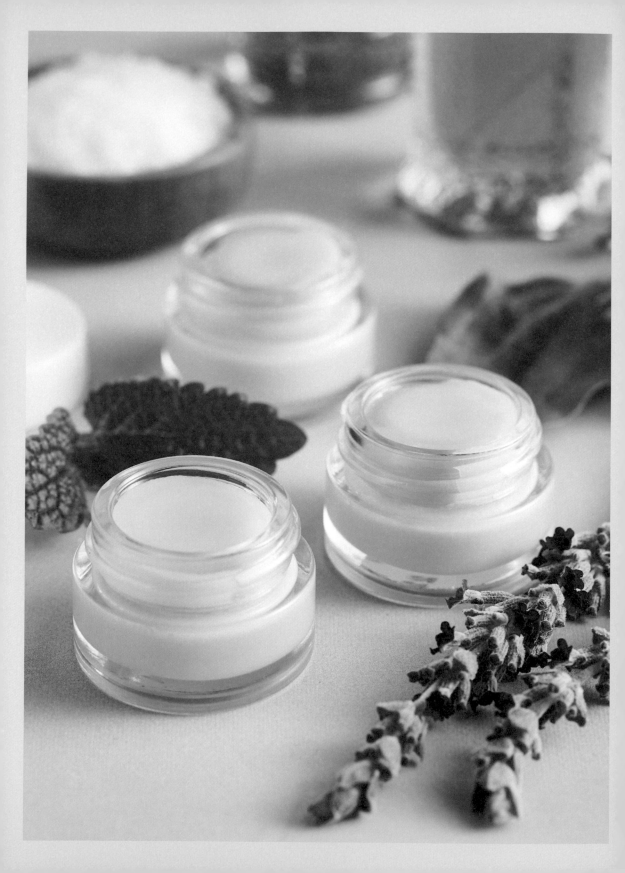

Chapter 1

HOW HERBAL MEDICINE HEALS

藥草為什麼
具有療癒功能？

　　我們的情緒擁有許多不同的面貌，不管是正向情緒或負面情緒，都屬於生活中正常且健康的一部分。正向的情緒狀態，像是快樂、放鬆與滿足感，不管是透過身體釋放腦內啡所引發的愉悅感，或是利用緩和身體的免疫系統和壓力應變機制，這些正向情緒都能改善你的健康；負面的情緒狀態，例如恐懼、壓力與悲傷，雖然我們都不想要感覺到這些情緒，但在正常的情況下也能帶來益處，因為它可以保護你遠離危險，或是幫助你提醒自己必須去處理這些問題。

　　但是，當你的負面情緒持續不斷地發生，讓你難以承受、甚至影響到你的正常生活時，事情可能就有點嚴重了。雖然草本藥方不是治療情緒疑難雜症的萬靈丹，但它的確有減輕症狀的效果，無論是傷心、壓力、憂鬱、被拋棄、寂寞、焦慮，都能利用藥草來改善。在這個章節裡，我們會學習到如何使用草本藥方來對付棘手的情緒狀態。

同步照護你的身心靈健康

剛開始接觸藥草時，你大概會把焦點放在各種藥草的特定療效上，例如哪一種藥草能改善你的睡眠品質？想要知道藥草能如何改善你的身心健康，這樣的想法很棒，但你有沒有想過，造成你失眠的原因是什麼？藥草家傾向採取以「全人醫療」的觀點看待健康，也就是把生理、心理看成一個整體。舉例來說，有些藥草會讓血壓上升、稀釋血液，或是干擾其他能夠救命的藥物效果，因此在使用藥草療法前，我們必須清楚知道藥草本身的藥性，以及每一個人不同的需求。

藥草裡含有維生素、礦物質、和微量元素，許多我們生活中常用的香草調味料，都有功能強大的治療效果。當你開始研究藥草，你很快就會發現一個反覆出現的觀念：如果我們懂得使用，香草就會守護我們的健康。香味強烈的藥草含有大量的精油成分，並有抗菌消炎的藥性。同樣地，也有藥草具有利尿、幫助傷口癒合和減輕疼痛的療效，植物世界裡有超多種具有療效的藥草等著你去發掘。有時候，醫藥界會將藥草中的一種成分提煉出來，製成跟成藥極為類似的保健品，但我一直都支持使用全藥草。

我們的身體越強壯健康，就越容易去處理突然發生的外來攻擊，不管是生理上、情緒上或是精神上的問題。當人體處於健康狀態時，充滿精力與韌性十足，能夠對抗身心靈的失衡狀況；而身體正在掙扎努力回歸平衡時，原本儲存的能量就會被耗盡，讓病痛有機可乘、進駐到身體裡面。請記住，吃好、睡好、使用藥草，以及在新鮮的空氣中多運動，就能讓我們保持健康。

針對情緒治療的藥草醫學

草本藥方特別適合於治療我們的情緒、精神和心靈健康，植物在地球上生存的時間比人類還要長遠，蘊藏了許多能與我們分享的經驗，很多人（包括我在內）都相信著植物本質上願意助人。例如，人類體內具有「內源性大麻素系統」，以「大麻素受體」銜接大腦及身體。「內源性大麻素」是一種能讓人感到開心的化學物質，而來自植物的大麻素被稱為「植物性大麻素」。研究顯示，疼痛、疾病和精神狀態全都與此「大麻素」相互連結，植物中的天然大麻素有助於增強「內源性大麻素系統」的信號傳導。

另外，研究也發現了泥土中的微生物能夠讓我們感到快樂！這是因為，在泥土裡玩耍會讓人體釋放一種被稱為「快樂荷爾蒙」的血清素。因此，何不試著光腳踩在泥土上呢？這對你來說好處多多！事實上，有一種被稱為「接地」或是「親土」的療法，已經被證實能產生許多功效，包

括減輕疼痛以及改善睡眠。

藥草有很多益處，其中之一是幫助我們朝著身心平衡的方向前進。如果你正處於難以置信的壓力、無法專心、精神不濟或是哀痛欲絕，藥草就能派上用場。每一種情緒症狀都有適合的草藥治療；相對的，有些藥草十分萬用，在各種問題上都能有所幫助，藥草就是如此神奇。就我自己來說，我發現玫瑰、洋甘菊和聖羅勒等植物的泛用性最高，能單獨或是混合使用在心煩意亂、極度悲傷等情緒問題上。

當情緒不平衡時，生理狀態也會出狀況。其中，壓力會引發的症狀最為常見，從青春痘到有生命危險的自體免疫疾病都有可能發生。你也許會執意硬撐著，告訴你自己「只是壓力大而已」，但你必須停止這樣做。生活大小事所引起的憂鬱，會跟壓力一樣影響到你的身體機能，每一次你經歷了負面的事情，你的身體就會不自覺地在生理上做出反應。例如，你的免疫系統會變弱，接著啟動滾雪球般的效應。你要先找出並處理造成情緒波動的問題根源，這時你通常能使用藥草輔助。針對嚴重的問題，我強烈建議你尋求臨床藥草家、順勢醫學[2]協助，或是找醫師諮詢，因為你值得好好對待你自己。

草本植物能帶給你力量，幫你自己製

作藥方能提振心情，為了調配你自己的藥方而去種植或採集藥草，更會讓你的內心充滿力量；無論如何，學習草藥療法絕對會讓人大開眼界。除了跟一般成藥比起來更溫和之外，每次你將照顧自己的權力掌握在自己的手裡時，那會令你感到踏實，並增強你的情緒健康。

草本能量如何運作

所謂的藥草「能量」，是指所有藥草、人和症狀皆有其定義特徵，而我們會試著幫人調配出合適的藥草，以矯正此「能量失衡現象」（體現於外在的疾病症狀）。最常見的人體屬性為熱／冷、乾／濕、以及緊繃／鬆弛。我覺得最簡單的例子就是乾／濕能量，因為這是我們最常碰到的情況。例如：治療乾咳，一杯滋潤的茶或是喉糖就能達到舒緩的功能，或是使用涼性的藥草鎮定又乾又燥熱的喉嚨，再配上能放鬆胸口及肩膀緊繃的藥草。聽起來是不是很簡單？一旦讓藥草變成你生活的一部分，這些都會變成自然而然的習慣。（關於每種植物的能量屬性，請見第123頁的植物介紹。）

每個人與生俱來都擁有不同的基礎特性，這叫做「體質」。你可能容易臉紅、很會流汗，或是手腳有點笨拙；你或許知道某個人永遠都吃不胖、總是怕冷、容易緊張兮兮。這些「特性」不容易改變，在恢復能量平衡的過程中，也必須去考慮到

---

[2] 編按：順勢醫學是一種自然療法，使用稀釋後的超微劑量來治癒疾病。例如：洋蔥會引起人們打噴嚏及流眼淚，所以人們吃稀釋過的洋蔥，就能治療打噴嚏又會流眼淚的過敏性鼻炎。

不同的個人體質。一個體質總是怕冷、身材精瘦、好動且乾燥的人，就需要溫熱、放鬆又滋潤的藥草；而性格鬆散、體質燥熱且身材厚重的人，則適合使用性質相反的藥草。

大部分在這本書裡提到的症狀，所使用的療法都適用於所有人。針對其他症狀，有些療法中使用的藥草屬性可能過於乾燥，會另外添加較滋潤的材料。

草本藥方能幫助你走向平衡，而你也能根據自身狀況調整材料。書裡的配方是以症狀屬性來搭配最適合的藥草，來矯正身體裡干擾情緒恢復或是健康的失衡現象。會選用這些藥草，是因為它們適用於一般人，若出現某種藥草不適合你或是無法取得的情況下，請查閱本書第159頁的「同性質藥草的可替代對照表」，你能夠輕鬆查找到替代的藥草。

處理導致失衡的根源

無論你的情緒發生了什麼問題，只要你的身體越強健，你就越能保持身心平衡，並從挫敗之中再站起來。

舉個例子來說，當我的女兒出生時，我下定決心要把所有事情做得完美無缺。結果這讓我每天只能睡一兩個小時，六週之後，我的產後憂鬱症就快變成了思覺失調症。其實，只要一夜好眠就能夠讓我的體力重新恢復到正常狀態，但如果我當時有好好注意我的睡眠狀態，我在情緒上也

不會出問題，這就是一個生理影響心理的例子。

我們的器官為了正常運作會製造出毒素，就像車子會排出廢氣一樣，因此如果我們能保持健康強壯，那些不需要的廢棄物質便會在經過處理後，由膀胱、腸道、流汗或是呼吸的方式排出體外。但如果有人故意惡作劇，把一顆馬鈴薯塞進車子的排氣孔裡，車子很快就會停止運轉。當人類無法排掉器官所製造出的毒素時，這些毒素會在身體裡不斷累積，令我們感到虛弱，不只讓身體產生病痛，更會導致其他情緒上、精神上和心靈上的問題。極端的情況下，那些毒素能產生比肌肉痠痛和皮膚發炎更嚴重的影響，它們會堆積在大腦中，引發思緒混亂、幻覺、昏迷，有時甚至會導致死亡。因此，想要照顧自己，最基本的條件是要好好吃飯、運動，偶而做些冥想、瑜珈，這樣一來，你不但能養成強健的身體，也能維持心靈的平靜。

雖然藥草不是萬能，但它們可以幫上很多忙，而且還能很輕易地融入你的日常生活。有些藥草可以製成超好喝的茶、可以是讓你的餐點更美味的調味料，或是在你泡澡時用來增添香氣和舒適感的利器。一旦你開始接觸藥草，也許你很快就會忘記從前沒有藥草的日子是怎麼過的。沒錯，讓藥草走入你的生活之中，就是這麼簡單！

你今天過得好嗎？

　　有時，當你正陷入某件事帶給你的情緒時，你無法冷靜地判斷是非。也許你已經很習慣告訴親友「你很好」、「你沒事」，卻沒有去注意到你自己真正的感受。很奇妙的是，我們總是能清楚看到別人生命裡發生的種種，但當同樣的事情發生在自己身上時，卻總是深陷其中。以下介紹幾個方法，可以讓你測試出現在自己的身心狀況是否有任何異常。

● 寫日記。寫日記對我來說一直都很有幫助，就像是在跟朋友長談一樣。當然，跟朋友聊天也是一個很不錯的方法。

● 列清單。列出一個清單，詳細寫下你的感受，包括產生特定感受的時間點、當時有誰在場、引起情緒轉變的原因等細節等等，這會讓你更能掌握自己的情緒變化。

● 與自己對話。當你獨處時，進行假設性的情境對話也十分有效，即使是與內心的自己發生爭執也沒關係。在不受其他意見干擾的情況下，利用任何形式讓自己表達出內心的想法，或許可以找到問題的癥結點。

● 詢問親友意見。如果你沒有脆弱到無法接受任何批評，可以問問你身旁的親友，聽聽他們認為你怎麼了。

　　當你的行為出現異常，例如：整天只想待在家裡或躺在床上、對平常感到好玩的事物失去興趣、飲食習慣突然改變，或是開始不洗澡了等日常習慣的改變，可能就是情緒產生問題。就我的個人經驗來說，我會感覺到整個世界失去色彩，不太有什麼會讓我覺得好笑的事，而如果你認識我本人，突然喪失幽默感絕對是一個明顯的異常徵兆。你呢？你覺得現在的自己像是你本來的樣子嗎？

藥草以外的輔助療法

　　雖然這可能是你最不想面對的事情，但花心思照顧好你自己是很重要的。保持個人衛生、注重整潔、充足睡眠、均衡攝取營養並與他人保持聯絡，這些規律的日常就能讓我們擁有自信、提升自我價值。以下介紹給大家一些草本療法以外，能夠逆轉沉重心情的方法：

- **讓身體動起來。**像是瑜珈、打太極或是有氧舞蹈等運動，都能幫助你釋放腦內啡（一種可以讓心情變好的天然化學物質）。如果今天天氣不錯，現在就動身，出門去走走吧！光是促進你的血液循環就可以帶來顯著的變化，打好你改善情緒的基礎。

- **去按摩、做美甲、修腳指甲或是換個新髮型。**按摩能讓身體釋放腦內啡、乳酸及組織胺，並引流淋巴結，幫助帶動毒素順利排出體外。另外，人與人之間的肌膚接觸也有助於改善心情。

- **走出戶外，擁抱一棵樹木。**打開心胸讓樹回應你的擁抱，相信我，這是一種很棒的感覺。當然，只要你願意走進大自然，就可以減輕壓力和焦慮，在陽光普照的花園裡，脫掉鞋子、去感受光著腳踩在泥土上的感覺，這樣能讓你站穩腳步，提醒你整個自然界都在幫助你、希望你平平安安！

- **吃營養的原型食物。**多去生鮮蔬果區買菜，少吃加工食品。

- **隨時補充水分。**大腦有73%由水分組成，因此水分不足會讓身心恢復的工作窒礙難行。

- **當你自己的朋友。**當你與你的內心對話時，把自己當成最好的朋友般溫柔對待，你值得好好愛護自己。我們絕不會當著朋友們的面說他們真沒用，但不知道為什麼，我們卻很擅長苛責自己。

　　另外，你也可以直接尋求專業人士的幫助，嘗試其他不同的輔助療法。透過專業人士的協助，能幫你消除心中的負能量，陪你走出情緒的黑暗角落。這些療法對於生理上、情緒上或是心靈上的問題，或多或少都具有正面的療效。

- **花精療法。**花精幾乎不含有任何花卉／藥草成分，而是透過特殊的製造過程，讓植物在純水、蒸餾水或是山泉水中釋放出治療的分子，再將其混合於白蘭地中保存。使用花精的劑量非常小，只需要幾滴即可。當你開始持續使用後，你會慢慢感覺到效果。花精的使用越來越廣泛，一個好的花精師能依照不同的情緒問題，細微調整出適合的滴劑。

- **靈氣治療**[3]。靈氣診療師能感應能量，幫助排出堆積在體內的淤氣。你也可以學習幫自己「順氣」，靈氣入門的初階被稱為「調和」，意思是讓個體去通自己或是通他人的氣。靈氣練習對於生理方面的疼痛十分有效，也可以用於治療心靈上的傷痛、內心疲累以及多種問題。

- **針灸或指壓**，可以用來疏通經絡氣血。

- **順勢療法**。順勢療法與花精療法類似，但使用不同的植物，有時也會用到非植物性的物質成分。此療法特別適合用來處理情緒上的問題，尤其是當我們「卡」在某種情緒裡走不出去的時候。

- **香氛療法**。使用精油或純露[4]來吸入香氣，令我們大腦裡的邊緣系統切換開關，達到改善情緒的功效，同時也含有促進生理健康的功能。

- **情緒釋放技巧**（Emotional Freedom Technique，簡稱EFT），這是一種敲打療法，利用一種輕柔的敲擊方式，依序敲打身體特定的經絡位置，能夠排除負面的情緒。

- **正向思考**。利用呼吸、冥想和視覺化的方式，讓你的精神保持在當下。

以上僅提供幾種藥草療法以外的舒緩情緒方式，幫助你減輕壓力、回到放鬆的狀態，最終獲得幸福的滿足感。

---

[3] 編按：靈氣（Reiki）一詞源自於日文，Rei代表宇宙生命，Ki代表能量，Reiki就是宇宙生命能量之意。靈氣治療是將自己的能量與宇宙中心的能量產生同頻共振，以達到身心靈與宇宙合一的效果，這種能量能安定心神，提升個人生命力。

[4] 編按：純露又稱為水溶膠、花水。以清水蒸餾植物芳香部位後得到的萃取液，浮在萃取液上方的是精油，其餘的液體則是純露。

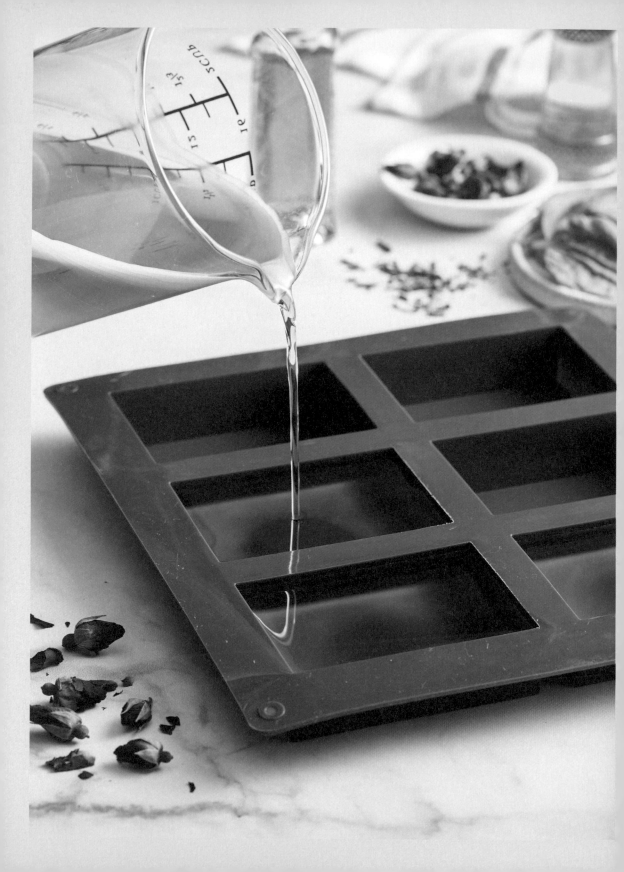

Chapter 2

WORKING WITH HERBAL MEDICINE

如何開始製作
藥草配方？

　　在家調配草本藥方，是一趟讓自己身心變健康的美好旅程。在開始投入製作之前，需要具備那些知識？有哪些必要的事前準備？我們該如何選擇正確的工具和優質藥草？特定的藥草最適合製成什麼樣的成品，又需要準備什麼材料？在這個章節，你將能獲得所有關於藥草的知識和資訊，讓製作的過程變簡單，調製出適合自己的草本配方再也不是遙不可及的事。

採買藥草植物

對於新手來說，選購藥草感覺似乎有點難度，但其實只要依照以下幾個簡單步驟，就能買到品質優良的藥草材料。最理想的情況，就是直接前往一家藥草專賣店，裡面的店員熟知藥草來源並能提供建議。但要注意的是，根據法律規定，販售藥草的人並不能開立藥方或是為人診斷。

藥草專賣店不是到處都有，但現在網路上也已經有一些優質的藥草商家。我建議一開始購買少量即可，如此才能確認該藥草是否適合自己，如果居住地有足夠的空間，自己種植藥草也是一個能取得高品質又新鮮的藥草的絕佳方式。

在本書最後的商品購買資訊裡（第166頁），我詳細列舉了個人最推薦的藥草、藥草產品、種子或是植物的商家資訊，提供讀者們參考。

常備品購買清單

藥草製品可以自製，也可以直接購買成品。在以下的清單中，我列出了可以在藥草商店購買到的常見藥草製品，建議在家自製的品項，後方以星號（＊）標示。其實，你也能自己在家做出市售成品，只不過這些產品做起來比較耗時，步驟也比較麻煩，以及需要一定的相關知識才能成功。至於要直接購買還是要自己動手製作，視乎你有多少時間、體力和動力以及你的預算而定。當你心情不美麗的時候，在網路上點擊幾下，藥草製品就會直接送到家門前，這是一個相對輕鬆的選項。

- 茶包＊
- 酊劑[5]＊
  （製作方法簡單，但需浸泡數週）
- 新鮮或是乾燥的藥草
- 糖漿＊
- 膠囊或錠劑
- 香膏和軟膏＊
- 乳液
- 泡澡劑和藥草包＊
- 酏劑[6]＊
- 藥草醋＊
  （製作方法簡單，但需浸泡數週）
- 草本蜂蜜＊
  （製作方法簡單，但需浸泡數週）
- 食物香料

＊建議在家自製的品項

---

[5] 編按：酊劑（tinctures）是以酒精為溶劑，將藥草透過長時間浸泡，利用酒精溶解出植物的藥性，最後所得到的濃縮精華，可長期保存。

[6] 譯註：酏劑（elixirs）是由藥物、甜味劑和芳香性物質配製而成的酒精溶液，可供口服使用。

保護瀕臨滅絕危機的植物

　　許多年以前，住在美國偏遠地區的居民會採集野生植物賣給製藥公司，藉此營利。現在這種做法還是存在，但大多數的藥草是以耕種的形式採收。然而，還是有少數植物在野生的環境下生長得較好並且更具療效，經常被任意採集，這些植物正面臨威脅，例如棲息地的喪失、除草劑的濫用、越來越少昆蟲傳遞花粉促進繁殖等等；也因為越來越多人開始對藥草產生興趣，衍生出過度採收的問題。野生西洋蔘、金印草（北美黃蓮）和延齡草現在非常稀有，就是因為它們很值錢；檀香和玉檀香（也稱為印加聖木）都是受歡迎的香氛種類，而這兩種植物已經越來越稀少。為了防止這些藥草從此在世界上消失，建議你可以參考以下事項，略盡一己之力。

- 使用替代瀕臨危機藥草的其他植物。
- 只取所需量，絕不濫用。
- 如果你選擇採收野生植物，同一株不採收超過10%的產量，並留下種子，如只發現單獨一株植物，則不採收。
- 可考慮在自家種植瀕臨危機的植物，替補那些被你使用掉的藥草。
- 加入會員並捐款給植物保護組織，像是美國聯合植物守護者協會（unitedplantsavers.org），瞭解目前瀕臨危機的植物種類。

　　現在還是有人在販賣這些植物及其相關產品，在購買之前可主動詢問原料來源。例如，白鼠尾草為瀕臨危機的一種藥草，因此我選擇自己種植，需要純露時則自行以蒸餾方式取用，而不是購買野生藥草。如果有必要使用到這些藥草時，請留意其現有生態，並只在真正需要時購買及使用。不浪費資源，積極認識及使用蓬勃生長在我們周遭的植物，是身為藥草家與植物愛好者的責任。

避開劣質品

　　已經掉色（等於失去能量）的藥草不要買，顏色黯淡表示已經在架上放置了許久，長時間擱置加上不良的保存方式會削減植物的藥性。千萬不要在來路不明的商店或是路邊的小市集購買藥草商品，因為他們只是跟著流行在販售，對其產品一無所知。請直接找專門製作藥草產品的賣家購買，而不是價格便宜但品質沒有保障的網路商店。找尋優良的藥草來源請見本書相關資訊（第166頁）。

最佳藥草製作方式和安全須知

　　製作草本藥方時請務必注意安全，並以謹慎敬重的心態去製作，就能帶來豐富又充實的身心體驗。

最佳藥草製作方式

　　以下與大家分享製作藥草前你應該要有的基本概念，讓藥草融入你的生活，而不是當成一門學科，你會漸漸發現，親手製作藥草就像是在實踐一種生活風格。

- 在開始動手製作藥方前，先挑選一種藥草，徹底地去瞭解它。記錄藥草帶給你的感受，接著再以同樣的方法去深入認識另一種藥草。這麼做能讓你認識藥草如何對你造成影響，因為如果你馬上就依照配方製作或購買混合藥草，一旦發

生了過敏反應，你就很難察覺是哪一種藥草造成你的過敏；相對的，如果混合藥草的效果立竿見影，到底是哪一種藥草對你有效，也永遠會是個謎。當你深入認識每一種藥草，找到適合自己需求的植物就會變得越來越容易。

- 找到對學習藥草知識有興趣的幾個朋友，約在廚房一起做花草茶、藥草膏，或是任何你一直想動手試作的草本製品；帶著植物圖鑑到野外，一起學習辨識各種植物，每個人或多或少都能貢獻一些知識。你也可以加入網路上的藥草社團，在討論區中學習新知，直到現在我還是能從上述的方法學到新的東西。

- 每次製作草本藥方時都以少量為準則。尤其在你使用新的藥草時，我習慣每種酊劑都只各製作4盎司（約120ml），從來沒有製作超過1品脫（約475ml）的量。如果是製作茶包，通常1到2盎司（約30～60ml）就很夠用。

- 只製作你真正會去使用的常備品，避免大量製作。如果你一口氣做了好幾瓶東西，卻因為用起來不喜歡而被打入冷宮，這樣根本沒有意義。對很多人來說，膠囊是服用藥草最方便的形式，但是我不建議這麼做，因為一般認為要讓藥草達到最好的藥效，是以茶、酊劑、醋飲之類的形式服用。不過，如果你習慣使用膠囊也無妨，因為服用藥草最好的方式，就是以你會真正使用的形態來決定製作方式，只有你確實去使用它，

才能發揮藥草的效益。

假如藥草店的店員想要推銷你更多商品，千萬不要被牽著鼻子走。有些藥草的價格高昂但未必適合你，要是你的家裡塞滿了瓶瓶罐罐卻無法使用，還花掉你超多錢，這是很令人沮喪的事。所以，除非有專業治療師的推薦，一次買一兩種藥草就好。要記住的是，在醫學界裡，藥師不能診斷或開藥；而醫生不能賣藥，這是為了保護病患與消費者的機制；但是在藥草界，這兩者的界線並沒有清楚劃分，因此最好不要聽信未經證實的購買建議。

安全須知

處理藥草時請務必注意安全，以下是一些幫你建立起好習慣的訣竅。不需感到有壓力，不用多久，這些程序就會變成一件自然而然的事。

- 所有瓶瓶罐罐，都要貼上標籤。相信我，如果沒有貼上標籤，你明年春天就不會記得那棕色瓶子裡面裝了什麼，然後你就必須把它丟掉。現在我家就有一瓶酊劑跟一瓶裝著某種藥草油的罐子，就是因為上面沒有任何標記，我必須全部丟掉（是的，我有時還是會高估自己的記憶力）。標籤上要記載的事項，包括製作日期、日期、製品類別，以及製作原因。

- 玻璃瓶罐使用前，要以熱肥皂水徹底清洗過，放進洗碗機設定高溫模式清洗也是個好方法。

- 少量製作比較不會有腐壞變質的問題，一次製作一到兩週的分量，之後有需要再做新的，比一次做太多結果內容物變質來的好。酒精跟醋是很好的防腐劑，所以用這兩種材料製作的藥草製品通常很安全，但還是建議儘早使用完畢。

- 天然的藥草並不等於完全無害，如果它們真的那麼溫和，可能也不具療效了！關於使用劑量，請不要一次使用太多，剛開始請少量使用，並循序漸進增加使用劑量。確認藥草性質與藥性，必要時多查詢各種藥草的相關知識絕對是正確的觀念。

- 不可讓一歲以下的幼兒食用蜂蜜，尤其是生蜂蜜[7]。這是因為嬰幼兒的消化系統還不夠成熟，無法分解蜂蜜中的肉毒桿菌，而這種菌是常見存在於蜂蜜裡的一種細菌，會引發嬰兒肉毒桿菌中毒。

---

[7] 編按：生蜂蜜（Raw Honey）是指從蜂巢直接取出，未經加熱處理過的蜂蜜。

製作藥方需要的工具、器材和材料

你可能會覺得驚訝，大部分製作藥草需要用到的工具，早就已經在你的廚房裡了，只有少數需要另外準備。多年來，我收集了一些很酷的藥草工具，但這些都是別人贈送的禮物、從市集拍賣會或是二手店裡買來的，有些工具並非必要，我只是沉浸於尋寶的樂趣。有些人喜歡一口氣買齊所有器材，但其實不用花太多錢，就能完成準備工作。

基本工具和器材

我最初的工具是鞋帶，加上一個攪拌器、量匙組、杯子、濾茶器還有一些罐子，老實說，光是擁有這些東西，你幾乎就可以製作出這本書裡所有的藥方。但是，擁有好用的工具的確能讓製作過程事半功倍，以下介紹市面上可購得的物品，會讓製作過程更加愉快。

- 可混合乾料或濕料的攪拌器。
- 容器：罐子、瓶子和防水袋（可重複使用、大小適中的玻璃瓶罐，只要先清洗並消毒即可）。
- 編織細密的過濾紗布，或是單邊長20～30公分的正方形舊棉布，也可以用舊T恤、床單或是棉絨布替代。
- 幾種不同尺寸的碗，或是一個1～2夸脫（約1～2公升）的玻璃量杯。
- 幾個不同尺寸的深色玻璃滴管瓶（建議30ml/60ml/120ml），用來裝完成過濾後的液體。
- 裝軟膏及護唇膏的小瓶子。
- 標籤紙。
- 油性麥克筆：任何沾濕也不會糊掉的筆皆可。

以下是在你的廚房裡可能本來就有的工具，或是在你踏上藥草冒險旅程前，你可以開始留意購入喜歡的品項：

- 磨咖啡豆機，用來研磨藥草（研磨缽看起來很有氣氛，但磨咖啡豆機能幫你省下很多時間，也可以救你的手腕一命）。
- 大約12.7×20公分的細棉布袋：用來製作約2公升的茶，或是用來過濾酊劑和藥草油也很方便。
- 電熱水壺，可快速燒水（我幾乎每天都用）。
- 1夸脫（約1公升）的小型燉鍋：用來煎煮根莖和樹皮類的藥草茶，也可浸泡藥草油。
- 攪拌機：幫助混合任何乾式材料，或是在製作酊劑時用來攪碎新鮮藥草。
- 移液器：一種長型的拋棄式滴管。

其他輔助材料

以下列出的各項材料，會在 Part II 所介紹的 101 個對症應用藥草療法出現，如果你無法一次準備好所有的材料也沒關係，書中會提供多種配方讓你選擇。

這些材料大部分都可以在一般超市或是化工行買到。除了藥草之外，你還會使用到的有：

- 酒品：最建議使用酒精濃度 50% 的伏特加製作酊劑，也可以用白蘭地、威士忌、萊姆酒或高梁酒替代。

- 蘋果醋：可用來浸泡藥草，內服或外用皆可。

- 椰子油：可用來浸泡藥草，內服或外用皆可。

- 鎂鹽（潟鹽）：與藥草混合，可製成舒緩效果極佳的泡澡材料。

- 蜂蜜：除了可以加進茶中增加甜味，也是很好的防腐保存劑跟增稠劑。

- 燕麥：可用來泡澡，也可以製作臉部的去角質保養品。

- 橄欖油：可用藥草浸泡後，用來舒緩潰瘍或是受傷的皮膚。

- 奶粉：泡澡專用（只要是粉狀即可，種類不拘）。

- 米：製作熱敷袋時加進袋中增加重量，加熱後可以熱敷，舒緩肌肉痠痛。

- 金縷梅水：很適合做為油水狀的藥劑基底。

以下兩種原料很有用，但不好買，通常只有在化妝品原料專賣店或是化工行才找得到，請見相關資訊（第 166 頁）查詢購買方式。

- 甘油：當製作酊劑不能用酒精時，可用甘油代替。

- 蜂蠟：可加入任何軟膏或是油膏，使其質地調和至適當的濃稠度。

劑量與守則

我們大部分人已經習慣於服用藥廠開發並製作出的藥物，即使很多成藥都是由藥草提煉而成的，它們只含有某些特定的藥草成分。然而，我們製作草本藥方是用「整株藥草」，這代表著我們會獲得植物中所含有的天然保護和緩衝成分，而這也意味著：

- 可能會需要一段時間才能感覺到效果。

- 藥草的性質相對溫和。

- 副作用的機會較小。

- 劑量上比藥廠製的成藥低。

我想補充說明的是，就我個人而言，藥草可以即時紓解我的不適，幫助我趕走壞心情。但這只是我自己的經驗，每個人的體質和使用情況都不同，效果和反應因人而異。

使用劑量建議

本書中，我們著重於使用非常安全的藥草，在大多數的情況下，即使服用過量也只會導致輕度的腸胃不適或是腹瀉。使用藥草時，原則上很少會建議你使用高劑量以達到快速見效，最好的使用方法是以最少的劑量開始，之後再慢慢增加。

對於年紀很小的幼童，只需要極少的劑量就會有效果。以我自身為例，在我女兒的幼兒階段，我們會用花草茶來玩喝下午茶的遊戲，或是我會在她的果汁裡加進一兩滴酊劑。懷孕或是正在哺乳的媽媽也可以使用藥草，只要適度即可；畢竟，我們平常就都有在用香草調味食物了。但是，有些藥草會刺激子宮收縮或是進入母乳（有時是有益的），所以一定要注意所有的警示標語。

不像成藥以體重來決定劑量，藥草在不同的人身上會產生不同的效果。其實，只要你仔細去感受，藥草本身會教導你去聆聽你的身體，不過我們已經習慣去忽略許多身體裡發出的訊號，起初要去發覺可能會有些難度。因此，我建議你準備一本日誌或是筆記本，讓你隨時能記錄下來你對每一種藥草的感受。

實作時應遵循的守則

雖然每個配方中都會標註使用的注意事項，但製作藥草前，我還是要提醒你幾個必須留意的原則：

- 內服的藥草療法剛開始最好以少量進行（像是浸泡製品、茶飲、酊劑等），並仔細觀察身體是否出現任何反應，例如過敏（比較罕見）或是腹瀉、便秘（較常見）。

- 為了治療症狀而使用藥草，建議一天服用2到4次，才能產生最佳療效，這當然也視不同的藥草、症狀和你的體質而異。根據不同的使用目的，一般來說要持續使用至少一週以上，才能評估該藥草是否能夠發揮效用。跟其他成藥一樣，藥草在不同的人體會產生不同的效果，療程速度也會不同。

- 如果你是因為生理上的症狀選擇藥草療法，依症狀的嚴重程度而定，在正常的情況下，你會在一到兩週內獲得改善，任何病症加劇或是傷口出現感染時，請務必立刻尋求專業醫生的協助。

- 要懂得判別何時該尋求專業醫生的協助。如果你需要的是立刻平復不安情緒，當你發覺你的憂鬱症狀加劇，或是你無法分辨現實與夢境並開始產生幻覺時，請立刻前往醫院。若你開始有想要傷害自己或是其他人的念頭，請立即尋求協助。（有關自殺防治的資訊請見第168頁。）

- 留意你身邊的至親好友給你的建議。我們都討厭聽到別人說我們反應過度，或是行為變得不像原本的自己，但是愛我們的人時常會比我們自己早發現異樣。

如果使用藥草後一到兩週還是沒有改善的跡象，可以考慮找心理治療師或是醫院裡的精神科諮詢。

尋求幫助的重要性

當你決定去看醫生、心理醫師或是精神科醫師時，完全不需要感到羞恥。讓自己恢復健康是最重要的事，而這不會否定掉使用藥草療法的經驗。所有不同形式上的保健方式都能兼容共存，但到醫院就診時，請務必讓醫生知道你服用過哪些藥草。

如何選擇替代藥草

我和我妹妹人約在20幾年前開始一起經營一家藥草店，每星期都會開班教授有關藥草的大小事。我們當時就已經明白，不論我們如何傾力教導，還是有些人會對於自行變化或更改配方感到困難。但這卻是我們最想要強調的重點——藥草的美妙之處，在於它具有可靈活運用的特性。某種藥草可能剛好適合我，對你卻有相反的效果。例如，洋甘菊是我最喜歡用來放鬆的藥草茶，但可能會讓某些人打噴嚏，或是引起皮膚搔癢。在本書第159頁，你會找到同性質替代藥草的列表，幫助你在進入 Part II 開始製作藥草配方時，可以找到適合你的替代藥草。

如果你才剛開始進入藥草的世界，即使只有5種或10種藥草對你有療效，你就能開始研發自己的配方。這聽起來可能有點難以置信，但實際上是真的，只要你熟知這些藥草的相關知識，就能自己相互替換各種藥草。

在美國，有些藥草團體（例如：美國香草協會[8]）的會員會輪流針對特定的藥草種類進行研究，撰寫一份三到四頁的報告，然後在團體裡發表成果。他們會製作幾種不同的藥草配方，像是混合茶包、加入藥草的餅乾、藥膏或是糖漿，帶到會議上與人分享，此類活動就是獲得藥草相關知識的最佳管道。重點在於去認識每一種能給你幫助的藥草，以不同的方式讓你能用喝的、吃的、泡澡等形式去進行療法，去發掘不同的藥草配方會帶給你什麼樣的感受。在此之後，你便能因為熟悉藥草而更得心應手。

---

[8] 編按：美國香草協會（The Herb Society of America）為美國一個促進藥草知識交流的組織，目前會員約有2100人。網址：https://www.herbsociety.org/。

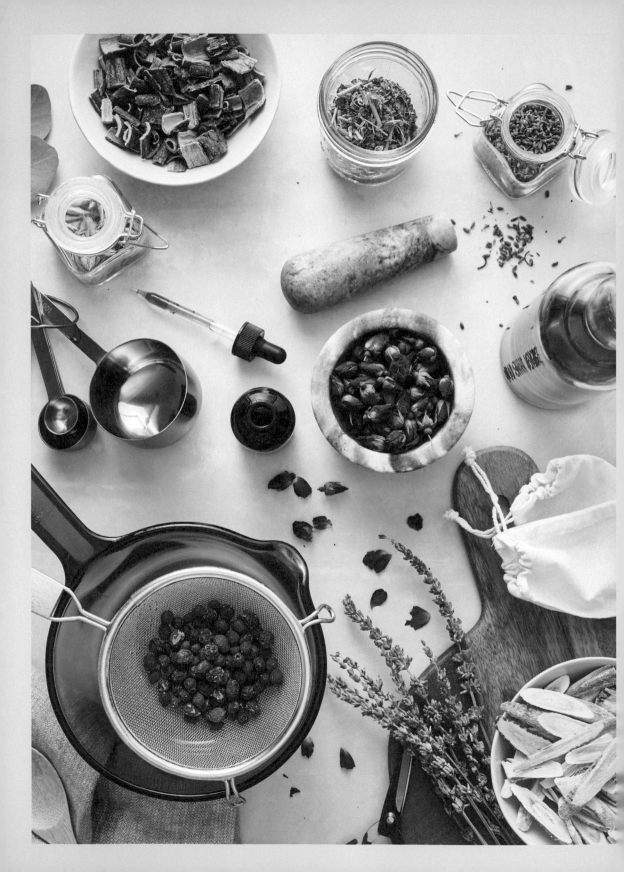

Chapter 3

HERBAL PREPARATION FOR EMOTIONAL WELL-BEING

最好用的8種
常備藥草製品

　　當你情緒低落時，應該沒什麼動力去準備一堆廚房器具跟材料，費心製作一個複雜的藥草製品。因此在本書中，我將大部分藥草配方的製作步驟儘可能簡化，讓初學者也能一看就懂。令人開心的是，其實有效攝取植物中療效的方法，剛好就是製作起來最簡單的幾種。這一章所介紹的製品，你可以選擇提前製作（例如酊劑，製作步驟很簡單，只是需要數週的浸泡時間），或是在需要的當下馬上做好（例如簡單的茶飲）。懂得如何製作藥草製品能提升你的自信心，並能在情緒風暴之中找回寧靜。

　　這一章會針對你在Part II裡即將學習到的各種藥草製品，提供概括性的說明，讓你先對藥草製品有一個基本概念。

茶

茶飲可以說是使用草本藥方最溫和的方式，我們大部分人都喝過洋甘菊茶或薄荷茶，卻不知道這些茶其實帶有藥性。事實上，紅茶跟咖啡也是有藥效的。

「花草茶」的名稱中雖然有「茶」字，但並不是茶葉所沖泡出來的茶，單純屬於藥草，可以包含任何一種植物的根、葉、花、種子或是以上各種物質搭配混合而成。在 Part II 中，你將會發現許多對身心有助益的藥草茶配方。

泡一杯花草茶的方法如下，用一茶匙的藥草兌上 6 盎司（約 180ml）的水，將水燒開，加進裝有藥草或是濾茶器的杯子中即完成。如果你需要更強的功效，也可以將藥草量增為兩倍或是更多。

- 準備一個小鍋子煮熱水，用細篩網過濾掉茶裡的藥草。

- 你當然也可以使用快煮壺、熱水瓶和濾茶器，這些方便的用品讓製作過程更容易，但不是必需品。

- 在飲用時，可將藥草留於杯中，不會像紅茶一樣因為浸泡過久而產生苦味，因此不用把茶包取出；藥草茶浸泡越久會越好喝且越有效。

- 有需要的話，用蜂蜜來增添甜味，風味更佳。

- 可以事先泡好茶，待放涼後放進冰箱裡冷藏保存，想飲用時再取出加熱，或直接喝冰的也可以。我習慣每星期一次泡好大量不同的茶，然後直接喝冰的。

- 要注意茶裡各種藥草的副作用，酌量飲用，你不會希望藥草讓你不好的情緒雪上加霜。

水煎劑

水煎劑類似藥草茶，但需要在沸水中煎煮一段時間，通常是使用樹皮、種子及根部的藥草，需要較長的時間煎煮以提煉出療效。像是含羞草的樹皮，以及南非醉茄、黃耆、紫錐菊和甘草的根部都需要煎煮。這些藥草也可以藉由醋和油來浸泡以提煉出有效成分，但「水煎劑」通常僅限於使用水作為溶劑。將材料（或藥草）放入鍋中，先用大火讓藥劑煮沸，接著用小火慢熬，持續煮出藥材中的有效成分，濃縮成比一般花草茶功效更強的飲品。透過外觀的顏色、氣味和味道，你能夠輕易分辨出花草茶和水煎劑的不同。

- 使用燉鍋（大量熬煮時可用大型高湯鍋）。

- 加熱至水滾後，維持小火慢燉 30 至 60 分鐘。燉煮的過程中要蓋上鍋蓋。

- 過程中適當加水，使藥草完全浸泡於液體中。

- 沒喝完的水煎劑可放在冰箱內冷藏，最久可保存 5 天。

- 水煎劑也可以加進其他藥草茶一起飲用。例如，在一杯薄荷茶中加進一大匙的紫錐菊水煎劑增加免疫力，或者在一杯聖羅勒茶中加進少許含羞草樹皮水煎劑，來開啟一整天的好心情。

- 請留意你飲用的量，因為這些水煎劑是濃縮過的藥草製品，如果會產生副作用，也比只用熱水沖泡的花草茶容易出現症狀。

酊劑

　　酊劑是我最愛的一種保存藥草的方式，而且製作步驟和服用方式都超簡單。如果你還是藥草新手，可能對這種製品不熟悉，甚至覺得這個名稱聽起來很神祕，其實「酊劑」就是「藥酒」，做法是將藥草放置於酒精（建議使用穀物純釀而成的蒸餾酒，例如伏特加、萊姆酒、龍舌蘭、威士忌或是高粱酒等等）裡浸泡一段時間，讓草本中的藥性轉移至酒精裡即完成。一般來說，一滿滴管的劑量（約25至30滴）等於一杯沖泡完成的藥草茶，因此藉此來攝取植物裡的藥性，是非常快又有效的方法。

　　如果你不想使用含酒精的產品，也可以改用植物甘油替代，這樣的製品叫做「甘油溶液」或「甘油酊劑」，甘油和水的比例大約是3：1。比起以酒精為基底製成的酊劑，甘油酊劑的功效較弱，保存期限也較短，但對於孩童或是不想使用酒精的成人來說，甘油酊劑是個很棒的替代選項。

　　以下介紹製作酊劑最簡單的方式，以肉眼拿捏適當的藥草加進準確的溶劑即可。建議準備有蓋子的玻璃容器來裝酊劑，使用回收再利用的玻璃空罐即可，但記得要洗淨後消毒再使用。

- 如使用乾燥藥草，將罐子（任何大小）裝滿1/3至1/2的量。

- 如使用新鮮藥草，將藥草切碎後鬆散地裝滿罐子。

- 將溶劑（酒精或植物甘油）倒入，液體需覆蓋過全部的藥草。

- 讓藥草於罐中靜置二到六週，完成後用濾網過濾並放入滴管瓶中保存。甘油酊劑的保存期限較短（六個月到一年），因此過濾後記得放在手邊方便隨時使用；酒精酊劑則幾乎沒有存放的期限，也能持續保有其功效。

- 用滴管瓶來裝酊劑比較方便，但如果不想特地去材料行購買滴管瓶，也可以用1/4或是1/2茶匙的量匙替代。

　　服用酊劑最簡單的方式，是加水或是加入果汁飲用，我通常把它們加進茶中一起喝，也有人會直接服用，但這並不是必要的作法，除非你因為消化道問題平常就有在服用苦味劑，這樣的話就會需要直接去嘗到味道。甘油酊劑帶有甜味，質地有點濃稠，所以小孩一般不會排斥。

本書中所介紹的藥草，基本上成年人一次可服用25到30滴，差不多裝滿一滴管的量；至於給孩童服用的劑量上，建議一歲一滴、兩歲兩滴，依此類推，往上增加到12歲。

酏劑和補飲

在英文裡，酏劑（elixirs）和補飲（tonic）為古老舊式的華麗名稱，指的是混合了酒精、醋、蜂蜜及藥草，與酊劑十分相似的一種製品。

酏劑是以不特定的比例混合酒精及蜂蜜，加上藥草材料製作而成。玫瑰酏劑通常以甘油做為溶劑，因為已經具有甜味，只需加入極少量的蜂蜜即可。正因為酏劑本身就是甜的，可以像糖漿一樣直接以湯匙服用。

補飲的成分則沒有一定規則，幾乎什麼都可以，裡面可能放了酒精酊劑、藥草醋和蜂蜜，其中蜂蜜可能會以藥草浸泡過，也可能會加進一些水煎劑混合而成。補飲通常會包含多種不同的藥草或植物根部，而之所以使用「補飲」這個字眼，代表在長時間服用之下，或多或少能調節或改善你的健康狀況。因此，補飲一般不適用於突發的急性症狀。

泡澡劑

有時候，光是泡在水裡就能洗滌掉我

們的擔憂、壓力、疼痛與煩躁不安。可能是全身浸在充滿藥草香的浴缸裡，或只是局部浸泡手部或腳部，就有舒緩的功效。這樣的療法會讓你放慢腳步、好好沉澱一下心情，把藥草加入你泡澡的水中，不僅可以溫和的方式舒緩皮膚，也具有香氛治療效果。泡澡的同時，我會想像心中所有的悲傷和負面情緒正從我的身體裡排出，通通捲進水流中，最後這些壞情緒會隨著排水孔一併消失，溫熱的水也能提升你的睡眠品質。

泡澡用的藥草跟前面所介紹過的花草茶極為相似，而且有些真的是可以飲用、也可以用來浸泡的配方。將藥草與燕麥、鹽或是奶粉等粉狀物質一起混合使用，為了將藥性有效釋放到水中，可以在放浴缸水的時候，用耐熱水壺泡好一壺濃郁的茶（約4公升），接著將整壺茶跟藥草包倒入浴缸的熱水中。

可以提前製作數份這些藥草浴配方，以便不時之需。使用大容量的茶包袋或紗布束口袋，將藥草分裝成個別的泡澡劑／藥草茶包，想泡澡時就不必重新調配。

不含燕麥、奶粉或是鹽的泡澡劑可以直接倒入按摩浴缸中，如此一來就不必放入藥草包，只要將泡好的熱茶直接倒入浴缸即可。

在「Part II——101個對症應用藥草療法」中，我將會詳細介紹數種舒服好用的藥草浴和浸泡配方（見第51頁）。

草本蜂蜜

　　草本蜂蜜特別適合用於較難入口的藥草，想要在茶裡隨意加進藥草時也很方便使用。除此之外，蜂蜜也是一種很有效的防腐物質。

　　以下介紹製作草本蜂蜜的方法：

- 在大型平底鍋中加熱蜂蜜，以小火慢慢溫熱。

- 以蜂蜜和藥草3：1的比例加入藥草。

- 攪拌均勻並蓋上鍋蓋，持續用小火加熱約一小時。

- 趁蜂蜜還溫熱時，將藥草過濾掉。

- 倒入已消毒的玻璃罐中保存。

- 貼上標籤並標記製作日期。

　　若想要製作出更濃郁的味道，可於關火後將藥草浸泡於蜂蜜中，放過夜甚至是放上幾天，只要再次加熱時方便過濾出藥草即可，很多藥草都能以這樣的方式浸泡蜂蜜。

藥草浸泡製品

　　以藥草製作而言，「浸泡」這個詞可以有多種不同的解釋。在這裡我要介紹的是使用水或酒精之外的其他液體，加入乾燥藥草靜置一段時間，以將其藥草（植物材料）的藥性注入浸泡的液體（溶劑）之中。大部分的情況下，油類、醋或是固體脂肪都可以用來浸泡藥草。

　　你可以用醋來浸泡蕁麻，以提煉出植物中豐富的礦物質和養分；或是用油浸泡具舒緩及增進循環功效的藥草，來製作放鬆肌肉的按摩油。

如何製作藥草浸泡醋：

- 將玻璃瓶罐放進乾燥藥草至1/2滿（或是放新鮮藥草至近全滿），倒入能夠完全浸泡藥草的醋，並將露出表面的藥草全部壓入醋中。用塑膠蓋蓋上（如果蓋子是金屬材質，請先墊上一層烘焙紙再關緊瓶口，因為金屬瓶蓋可能會生鏽。）如果急著要使用，幾天後將藥草過濾後即可使用，但最好是可以浸泡上兩週的時間。

如何製作藥草浸泡油：

- 如使用乾燥藥草，製作方法同上述浸泡醋的步驟。

- 如使用新鮮藥草：

  - 靜置藥草過夜使其枯萎，以移除過多的水分。

  - 將藥草浸泡油放置在溫暖且乾燥的地方兩週，隨時注意是否有藥草浮出油的表面（這樣會很快發霉）；或者，假使你需要在短時間內使用，你可以將枯萎的藥草跟油放進燉鍋裡小火慢煮4小時，這個方法同樣也適用於乾燥藥草。如果習慣使用烤箱的話，將藥草跟油放進夠深的烤盤中，烤箱設

定「保溫」模式，放入烤箱數小時即完成。

浸泡油或浸泡醋完成過濾後，便可放置於陰涼處保存備用。如果你預測未來幾週都不會使用到，請將浸泡油冷藏保存。浸泡醋基本上不需要冷藏，但有些人偏好放在冰箱儲存，這也無妨。

- 玻璃瓶罐最適合來製作浸泡製品，所以如果平常就有收集空罐的習慣，你就能馬上開始製作。

- 浸泡過程中儘量不要加蓋，但如果一定要蓋上浸泡完成的醋，請勿使用金屬瓶蓋，若使用金屬蓋，必須在蓋裡先墊上烘焙紙。

- 小容量的慢燉鍋或烤箱，都很適合用來加熱使用。

- 我使用過咖啡濾紙和製作豆腐的棉布來過濾浸泡後的藥草，但最終我發現，這些市售品都沒有從舊衣服或床單剪下來的方形棉布塊好用。

製作浸泡製品時，最好使用乾燥的藥草，這是因為新鮮的藥草帶有水分，會導致發霉；如果一定要用新鮮藥草，至少要先讓藥草靜置過夜。加熱的過程能去除剩餘的水分，但必須將成品放置冰箱儲存，藥草浸泡油中殘留的水氣會在冷卻後浮於表面凝固，再將凝固的部分倒掉即可。

軟膏、油膏和乳霜條[9]

軟膏和油膏這類製品，通常是使用油類和蜂蠟（或植物蠟）混合而成。如果油類本身就呈固體狀，就不需要再添加其他東西讓質地變硬。我們一定都曾經有使用此類製品的經驗，或許在你小的時候，你的母親會用某種涼涼的草藥膏塗抹在你的胸口；或是在冬天時，你會使用草本護唇膏來修復乾裂的嘴唇，市面上這類相關製品也多到數不清。

視乎個人不同的使用需求，可使用藥草或精油加入浸泡油來製作出各式各樣的特殊製品。

這類的製品的軟硬程度不同，其中一個主要差異就在於添加進油裡的蜂蠟量。

以下是幾個參考比例：

質地較軟，半固體狀的軟膏
＝蜂蠟 1：浸泡油 8

質地較硬，固體狀的護唇膏
＝蜂蠟 1：浸泡油 4

質地最硬，固體狀的乳霜條
＝蜂蠟 1：浸泡油 2

- 假如混合後變得太硬，慢慢加熱後多加入一點油。

---

[9] 編按：乳霜條（Lotion Bar），一種固體潤膚霜，成分是乳液，但外型與肥皂相似。

- 假如混合後變得太軟，慢慢加熱後多加入一點蜂蠟。

- 除了可將全部的油一起加熱到夠高的溫度來融化蜂蠟之外，比較簡單的方法是先將少部分（約1/4至1/3）的油加熱後放入蜂蠟融化，再於加熱的同時，慢慢加入剩餘的油混合。如果一口氣將全部的油加入，蜂蠟會立即硬化而無法與油混合均勻，就必須全部重新再加熱一次。這個方式能使混合後降溫和凝固的速度快一些。

- 有些人會使用雙層鍋來加熱浸泡油，避免加熱速度過快，也有人會用微波爐慢慢加熱，每次以30秒為間隔分次處理。其實，我們在家製作的量很小，製作時所需的時間不長，如果是使用一般爐子以保溫的設定加熱，油並不會燒焦或是燃燒。以上幾種方法都可以，選擇你覺得使用起來最自在的方法即可，只要記住重點是要將混合物緩慢加熱就好。

- 可加入一小撮玉米粉或太白粉來減輕油膩感，只需加一點點就好。

- 建議一次少量製作即可，4盎司（約120ml）的軟膏就能用很久。

- 橄欖油是市面上最容易買到的油類，因此我們會在此書中使用它當作浸泡油，可以保存約一年。

- 當軟膏的香味變了，或是味道稍微不好聞，就停止使用並馬上丟棄，開始做些新的吧！

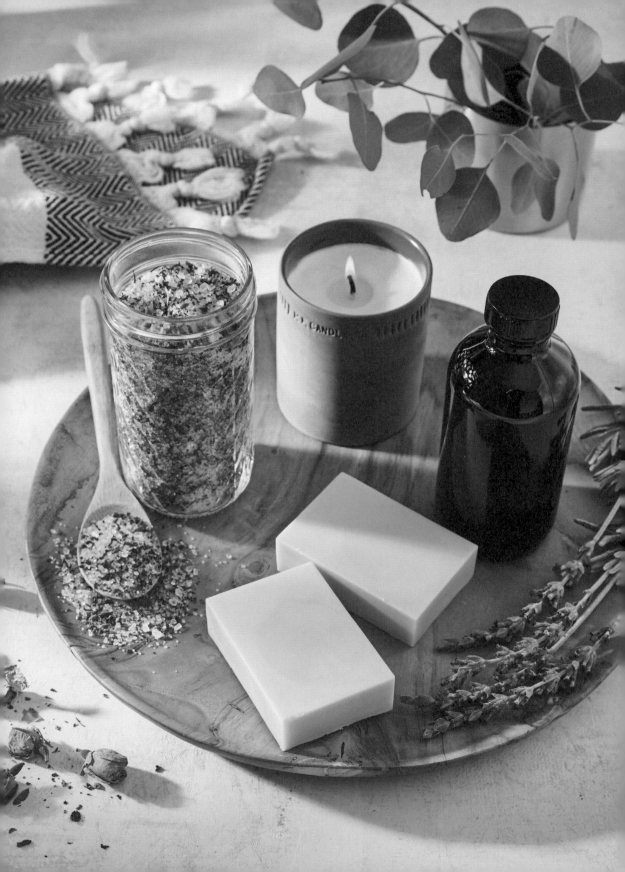

PART **II**

101個對症應用藥草療法
——在家做出解決情緒障礙與身體病痛的天然配方

在 Part II 中，你會看到一些常見情緒問題（例如焦慮、憂鬱、心痛等等）的敘述說明，以及這些情緒問題會引起的症狀，而我會介紹能幫助減輕這些症狀的藥草配方。很多配方都能夠同時治療多種症狀，因此你可以發揮實驗精神，去嘗試看看哪些療法對你最有效。

關於配方的注意事項：所有需要使用混合酊劑（或浸泡油）的配方，都能以單一藥草酊劑（或浸泡油）混合而成，也可以將全部的藥草混合後，再製成特製酊劑（或浸泡油）。另外，除非有特別註明，所有配方都使用乾燥藥草。

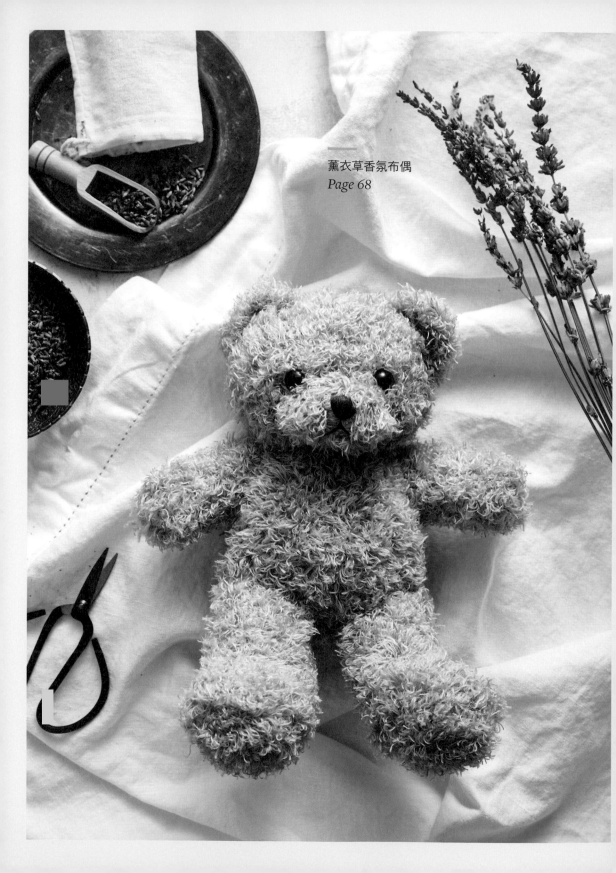

薰衣草香氛布偶
Page 68

Chapter 4

焦慮

30款平撫焦慮、恐慌和不安及其衍生症狀的草本配方

　　焦慮的症狀可能很輕微，也可能會嚴重到讓你變成一個把所有東西都砸爛的發狂怪獸；長期的焦慮感還會層層堆積、不斷擴張，讓你想幫助自己都感到無能為力。焦慮會以多種不同的面貌呈現出來，雖然適當的焦慮能夠帶來正面的助益與動力，但大部分時候會讓我們停滯不前。如同許多精神及情緒問題，焦慮會從很多種生理的症狀上表現出來，甚至會威脅到我們的心靈層面，導致我們去質疑自己長久以來的信念，而這時候如果你懂得使用藥草來幫助自己，就能夠及時舒緩彷彿讓你長出尖刺的焦慮神經。

憤怒

憤怒是一種熱血沸騰又緊繃的情況，因此消除憤怒的重點就在於緩解那一股緊繃的張力，讓你真正冷靜下來。表現憤怒的方式有很多種，我自己就花了40年的時間才學會如何以健康的方式釋放憤怒的情緒。如果你不及時處理你心中的憤怒，等你到達情緒極限時就會一次爆發出來，這不僅讓心靈受苦，身體也會受傷。正確使用藥草，能幫助你從咬牙切齒、握緊雙拳的憤怒心情，轉換到不那麼失控的階段。有時候，瞭解到你的內心有多麼憤怒，然後有意識地去控制它，就能讓你的心境產生轉變。

怒氣退散酊劑

製作分量：2盎司（約60ml）

我們都曾感到憤怒，但我們經常努力隱藏心中的怒氣。我想這是為了讓群體能夠共同生活在一個和諧的社會中，於是我們把憤怒變成了一種不能任意表現出來的情緒，久而久之就讓這樣的情緒更難以處理。以下我要介紹一款舒緩的藥草配方，能夠幫助你冷靜下來。

3大匙藍色馬鞭草酊劑　2大匙含羞草酊劑
3大匙美黃芩酊劑

1. 於量杯中，混合藍色馬鞭草、美黃芩和含羞草酊劑。

2. 將上一個步驟的混合酊劑倒入60ml的滴瓶中。

3. 將酊劑貼上標籤並標記製造日期。

4. 取一滿滴管（25至30滴）放入30ml的水或是果汁服用。如有需要，可於30分鐘後服用相同的劑量。

5. 將酊劑存放於乾燥陰涼處，保存期限長達數年。

恐音症蜂蜜糖劑

製作分量：6盎司（約180ml）

聽過「恐音症」嗎？對你來說這或許是個陌生的名詞，但其實很多人都有此症狀。患有恐音症的人，聽到特定聲音會觸發負面情緒，例如聽到別人吃東西的咀嚼聲、清喉嚨聲、一直按原子筆或隨意哼唱，就會導致沒來由的怒火。對沒有恐音症的人來說，這些實質上無害的聲音根本不是問題，但如果聽到這些聲音會讓你感到痛苦、恐懼、還會很生氣，這就是慢性焦慮症的一種症狀。以下的蜂蜜藥草糖劑方便你平時隨身攜帶，可以直接吃，也可以加進熱水裡沖成一杯茶來飲用。

4大匙聖羅勒　　　　2大匙益母草
4大匙檸檬香蜂草　　3/4杯蜂蜜

1. 使用磨咖啡豆機，一次放入一種藥草，將聖羅勒、檸檬香蜂草及益母草磨成粉末，將藥草粉過篩後去除細碎枝梗，再全部放入一個大碗裡。

2. 將蜂蜜以每次30ml的量加入藥草粉末中並混合均勻，直到形成濃稠的膏狀，如果喜歡稀一點的口感，可以加進更多蜂蜜。

3. 將步驟2的成品放進180ml的瓶子裡，或是以小瓶子個別分裝。

4. 將糖劑貼上標籤並標記製造日期。

5. 於熱水中加入1/2至1茶匙泡成茶喝，或是每天3次、一次1茶匙直接服用。

6. 將糖劑冷藏於冰箱，建議在一個月內使用完畢。（其實保存更久也沒問題，但我從來沒有放那麼久還用不完的經驗！）

> **Tip：**如果想要延長保存期限，可減少約2大匙的蜂蜜用量，使其混合後形成固體的團狀，將藥草團滾揉成「蛇型」，形成直徑約0.5吋或更細小的長條狀，接著切成各0.5吋長的糖塊，靜置風乾，完成後放在密閉的罐子中，如此可於室溫下保存約一年。

精神緊繃

　　焦慮與壓力有何不同？焦慮是擔心未來還沒有發生的事，而壓力則是當下所產生的思想框架。其實，我們所擔心的事大多數都不會真的發生，或是沒有預期中的糟糕；遺憾的是，不論事情有多順利，焦慮感常常在不知不覺中來襲，它總是在提醒著我們一切都有可能出差錯。

澆熄怒火酊劑

製作分量：4盎司（約180ml）

此酊劑配方含有鎮定神經的功效，能舒緩急躁的情緒、讓上緊發條般的能量平穩下來。當事情應該要發生卻沒發生，因此你暴跳如雷，這時還有人告訴你要「冷靜」，讓你很想揍對方一拳時，最適合使用這個配方。我也不明白為何有人總是會在別人動怒的時候，說這種沒幫助的話。除了澆熄怒火，這個配方也有助於睡眠。

3大匙美黃芩酊劑	2大匙洋甘菊酊劑
2大匙加州罌粟酊劑	1大匙檸檬香蜂草酊劑

1. 於量杯中，混合美黃芩、加州罌粟、洋甘菊和檸檬香蜂草酊劑。

2. 將上一個步驟的混合酊劑倒入60ml的滴瓶中。

3. 將酊劑貼上標籤並標記製造日期。

4. 取一滿滴管（25至30滴）放入30ml的水或是果汁服用，一天最多可服用4次。

5. 將酊劑存放於乾燥陰涼處，保存期限長達數年。

> **Tip：**配方裡的用量不需要測量到非常精準，不必擔心用量稍微過多或過少，尤其是在你製作混合藥草酊劑的情況下（將乾燥藥草加進瓶子裡的酒精混合），而不是使用事先做好的單一藥草酊劑。

放鬆身心酊劑

製作分量：6盎司（約180ml）

以下這個酊劑配方，融合了各種針對突發性緊張情緒的藥草，能夠紓解並保養神經以增強其韌性。

2大匙美黃芩	2大匙燕麥胚芽[10]
2大匙益母草	1/3杯蜂蜜
2大匙洋甘菊	1/2杯酒（建議使用伏特加、萊姆酒或是龍舌蘭）
2大匙黃耆	

1. 於一中型（至少240ml）瓶子中，放入乾燥的美黃芩、益母草、洋甘菊、黃耆和燕麥胚芽混合。

2. 加入蜂蜜至瓶子的1/3滿，使用餐刀攪拌，使蜂蜜與藥草混合均勻。

3. 加入酒裝滿瓶子，蓋上瓶蓋搖晃，使內容物充分混合。

4. 讓酊劑浸泡2到4週的時間，存放在陰涼的地方，偶爾上下搖晃混合。

5. 浸泡完成後，將酊劑過濾，並裝進180ml的滴瓶中。

6. 將酊劑貼上標籤並標記製造日期。

7. 可依個人需要，取一滿滴管（25至30滴）每日早上或晚上服用（或是早晚皆服用）。

8. 將酊劑存放於乾燥陰涼處，保存期限長達數年。

> **Tip：**蜂蜜和酒的用量，可能會隨著瓶子大小而有所不同，配方裡的材料用量可作為粗估的準則。

鎮定神經滋補醋蜜飲

製作分量：16盎司（約475ml）

醋蜜飲跟酊劑十分類似，只是將酒的成分換成蘋果醋。此配方結合了具有適應原[11]特性的藥草，能幫助你的身體適應且調節壓力、鎮定神經系統，特別適合在大型考試、面試等重大活動前使用。

2大匙南非醉茄根	2大匙聖羅勒
2大匙黃耆根	2大匙刺五加根
2大匙檸檬香蜂草	1/2杯蜂蜜
2大匙洋甘菊	2杯蘋果醋

1. 在一寬口的1公升瓶子裡，混合南非醉茄、黃耆、檸檬香蜂草、洋甘菊、聖羅勒和刺五加。

2. 加入蜂蜜，並用一長柄湯匙攪拌混合。

3. 加入蘋果醋並攪拌均勻。

4. 可以的話，蓋上塑膠蓋。如果只有金屬蓋，將瓶口以一小張烘焙紙蓋住，再蓋上蓋子，以防止瓶蓋生鏽。

5. 讓醋蜜飲浸泡2到4週的時間，存放在陰涼的地方，偶爾上下搖晃混合。

6. 浸泡完成後，將醋蜜飲過濾並裝罐。

7. 將醋蜜飲貼上標籤並標記製造日期。

---

[10] 編按：燕麥胚芽（milky oats）與一般燕麥（oats）不同，此為燕麥尚未成熟的胚芽，在Part III的藥草介紹會有更詳細的說明（請見第145頁）。

[11] 譯註：適應原（adaptogen），一種可保護我們免受環境、化學壓力損害以及還原身體健康機能的草本物質。

8. 取一大匙放入120ml的水或是果汁，可每天依此方式飲用。

9. 保存於涼爽乾燥且不會直接被陽光照射的地方，可存放約1年。

> **Tip：**過濾醋蜜飲時，因為藥草會吸收水分的關係，分量會稍微減少一些，成品預計會介於470～530ml之間。

身體疼痛和肌肉緊繃

有時候，除了感覺心情痛苦之外，身體也會開始跟你作對，這是因為心理影響生理，持續不斷的焦躁情緒會導致全身痠痛不堪。因為血液都跑到主要軀幹，遠離了四肢，我們會感到全身發懶，但什麼也不想做只會讓情況變得更糟。這時，請呼叫你的藥草盟友，它們能幫助你放鬆心情、釋放焦躁不安，以下的泡澡配方不但能讓你消除疼痛，熱呼呼的感受加上藥草的效用，會讓你的身心都獲得療癒。

痠痛全消泡澡劑
製作分量：足夠使用4次

超級熱的水、藥草的香氣、浴鹽裡的鎂，加上金縷梅具有消炎調和的特性，全部結合在一起讓此泡澡配方變得超療癒！為你自己保留15到20分鐘的泡澡時間，播放你喜歡的音樂，當你從浴缸裡起身後，你一定會感覺煥然一新，別忘了先準備好乾淨的睡衣跟暖和的浴袍。

1杯薄荷	1又1/2杯鎂鹽
1杯薰衣草	1品脫（約475ml）金縷梅水
1/2杯迷迭香	

1. 於大罐子中，混合薄荷、薰衣草、迷迭香和鎂鹽。

2. 將步驟1的浴鹽放進一小方巾後收口打結，放入裝有高溫熱水的碗內浸泡出濃郁的藥草茶，同時開始在浴缸放水。

3. 浴缸放滿水後，將熱茶及裝有藥草浴鹽的方巾一起加入浴缸水中。裝滿藥草的方巾可用來輕輕擦洗身體，或是按摩痠痛的肌肉部位。

4. 加進1品脫（約475ml）的金縷梅水。

5. 進入浴缸，好好放鬆20分鐘。

6. 把剩下的泡澡配方保存於密封罐，可保存長達一年。

7. 貼上標籤並標記製造日期。

> **Tip：**金縷梅水可於一般化工行購得，如果一次購買大瓶裝，可以自行分裝保存，以便泡澡時使用。

疼痛不再來酊劑
製作分量：2盎司（約60ml）

明明感覺到全身緊繃又疼痛，卻怎麼也無法準確找到痛點，似乎是全身到處都在痛，有時甚至覺要痛到整個人都壞掉了。這個酊劑配方可以減緩疼痛，但要注意的是，此酊劑很可能會導致嗜睡，所以請於可安心睡覺時才服用。

1大匙藍色馬鞭草酊劑　1大匙聖約翰草酊劑

1大匙加州罌粟酊劑　1大匙纈草酊劑

1. 於量杯中，混合藍色馬鞭草、加州罌粟、聖約翰草和纈草酊劑。

2. 將上一個步驟的混合酊劑倒入60ml的滴瓶中。

3. 將酊劑貼上標籤並標記製造日期。

4. 取一滿滴管（25至30滴）放入30ml的水或是果汁服用，如有需要，可於30分鐘後服用相同的劑量。

5. 將酊劑存放於乾燥陰涼處，保存期限長達數年。

> **Tip：**想要製作適合白天服用的配方，就不要用加州罌粟，而以貓薄荷替代。

肌肉鎮痛軟膏
製作分量：4盎司（約120ml）

緊繃的肌肉纖維會打結而造成疼痛，如果你持續忽視疼痛，最後可能會引起肌肉痙攣，一個不小心，你的脖子、腰或是小腿肌肉緊縮抽筋，讓你一整天都很難受。請仔細聆聽你的身體需求，在早期症狀出現時，就開始使用這效果出色又能確實舒緩疼痛的的軟膏急救處理。

2又1/2大匙聖約翰草浸泡橄欖油　2大匙薄荷浸泡橄欖油

2又1/2大匙薑浸泡橄欖油　1大匙顆粒狀蜂蠟

1. 於量杯中，混合聖約翰草、薑和薄荷浸泡橄欖油。

2. 於一小平底鍋，加進2大匙步驟1的混合浸泡油及蜂蠟。

3. 慢慢加熱直到蜂蠟液化，如使用微波爐，每次以30秒為基準，慢慢增加微波次數直到完全液化，每次微波30秒後都要取出攪拌。再將剩餘的混合油加入加熱後的蜂蠟，並充分攪拌均勻。

4. 趁混合成品還溫熱呈液體狀時，倒入120ml的瓶子中。

5. 將軟膏貼上標籤並標記製造日期。

6. 保存於涼爽乾燥且不會直接被陽光照射的地方，可存放6個月。

> **Tip：**很適合在使用痠痛全消泡澡劑（第57頁）之後使用。

血液循環不良

　　焦慮的緊張感會造成許多難以察覺的生理症狀，例如我們的手腳會變冰冷，不管怎麼搓手或是呼熱氣都沒用，低頭看還會發現我們的手臂和腳外觀的皮膚有些不平整，這是因為焦慮讓我們的心臟跳得更用力，導致血管收縮的緣故。

暖心藥草茶
製作分量：15杯（1杯約250ml）

　　這杯茶不僅具有溫暖和放鬆的藥性，更對你的心臟及循環系統有益處。

1/4杯山楂漿果及葉枝
1/4杯銀杏葉
1/4杯洋甘菊
2大匙百里香

2大匙薑，切小塊
蜂蜜（可依個人喜好添加）
檸檬（可依個人喜好添加）

1. 取一個大碗，於碗中混合山楂、銀杏、洋甘菊、百里香和薑。

2. 將步驟1的混合藥草茶配方放入密封罐，貼上標籤並標記製造日期。

3. 沖泡時，在濾茶器裡加進一茶匙後，放入容量約300ml的茶杯中。

4. 倒入熱開水後，浸泡5到7分鐘，取出濾茶器。

5. 以蜂蜜和檸檬調味（依個人需求添加）。

6. 握住杯子以溫熱雙手，一天可享用3次。

7. 保存於涼爽乾燥且不會直接被陽光照射的地方，可存放一年。

暖心藥草酊劑

製作分量：4盎司（約120ml）

將上一則「暖心藥草茶」的配方做一點變化，就能製作方便隨身攜帶的酊劑。這樣一來，需要暖和身子時就馬上可以使用。

2大匙山楂酊劑
2大匙銀杏酊劑
2大匙洋甘菊酊劑

2大匙百里香酊劑
2大匙薑酊劑

1. 於量杯中，混合山楂、銀杏、洋甘菊、百里香和薑酊劑。

2. 將上一個步驟的混合酊劑倒入60ml的滴瓶中。

3. 將酊劑貼上標籤並標記製造日期。

4. 取1到2滿滴管（25至50滴）放入60～90ml的水或是果汁服用，一天服用2或3次。

5. 將酊劑存放於乾燥陰涼處，保存期限長達數年。

Tip：也可以將此酊劑加進一杯剛泡好的「暖心藥草茶」裡，功效加倍！

消化不良

當我開始寫這本書之前，我詢問過很多人，他們的情緒問題會對生活帶來什麼樣的影響。我得到的答案令我很驚訝——幾乎每個人都覺得壞情緒會影響到喉嚨、食道和腸胃。我早該察覺到這一點，因為包括我自己身邊的親友，都一直有消化道方面的問題！焦慮感的確會影響腸胃，出現諸如缺乏食欲、吞嚥困難、消化過慢或過快，以及便秘或腹瀉等症狀。

這些症狀聽起來常見，卻又很棘手，對嗎？不過，腸胃問題大都能透過舒緩平滑肌和神經達到治療效果，因為你的消化道絕大部分就是由這些肌肉和神經組成，而經由補充水分、纖維性物質和纖維素能促進消化功能。如果你的腸胃已經不舒服到連吃東西都有困難，或許可以喝果昔，或是一些帶苦味的藥草也會有些幫助。

幫助消化藥草茶
製作分量：15杯（1杯約250ml）

這杯茶很好喝，還能減緩許多消化道症狀，例如胃抽筋、脹氣、消化不良和噁心感。有些人正受情緒干擾時會難以吞嚥，此時喝點東西可以幫助進食，而喝一杯特別調配的「幫助消化藥草茶」就更棒了。

1/4 杯貓薄荷　　　　1/4 杯檸檬香蜂草
1/4 杯切碎的薑

1. 於一個大碗中，混合貓薄荷、薑和檸檬香蜂草。
2. 將步驟1的混合藥草茶配方放入密封罐，貼上標籤並標記製造日期。
3. 沖泡時，在濾茶器裡加進一滿茶匙後，放入容量約300ml的茶杯中。
4. 倒入熱開水後，浸泡5到7分鐘，取出濾茶器。
5. 特別適合飯後喝，一天最多飲用3次。
6. 保存於涼爽乾燥且不會直接被陽光照射的地方，可存放一年。

健胃整腸薄荷酊劑
製作分量：4盎司（約120ml）

你一定有過腸胃不太舒服，有時甚至令你感到想吐，原因包括胃酸過多、胃脹氣、消化不良等等，因為一堆食物不是死賴在肚子裡不走，就是全部塞在腸胃道裡。當你不小心吃太多、感覺「胃糟糟」時，就

可以用這個簡易的酊劑配方來舒緩消化道。

3大匙百里香酊劑　　　2大匙薄荷酊劑
3大匙洋甘菊酊劑

1. 於量杯中，混合百里香、洋甘菊和薄荷酊劑。
2. 將上一個步驟的混合酊劑倒入60ml的滴瓶中。
3. 將酊劑貼上標籤並標記製造日期。
4. 取1到2滿滴管（25至50滴）放入30〜60ml的水、綠茶或是淡紅茶中，一天服用2或3次。
5. 將酊劑存放於乾燥陰涼處，保存期限長達數年。

消除腹脹超級果昔
製作分量：2杯（一杯約240〜300ml）

我非常能理解每天都要面對消化不良或胃食道逆流的痛苦，因為我曾經跟這些病症搏鬥了好幾年，甚至有陣子還必須吃藥控制。最重要的一點是，不能讓食道持續接觸到胃酸。如果吃飯後感到脹氣，在睡前約一小時吃點生鮮蔬果會很有幫助，而紅蘿蔔一般是我的首選。幾年後，我才知道在阿育吠陀醫學[12] 裡，就是建議使用紅蘿蔔來治療這些症狀！這個果昔食譜可當作

10　編按：阿育吠陀（Ayurvedic）是世界上最古老的醫學體系之一，源自於印度。

很棒的正餐，尤其建議在早餐時飲用。

1/2 杯切丁的紅蘿蔔	1 大匙藥蜀葵根粉
1/2 杯鳳梨丁	1 大匙生薑
1/2 杯燕麥奶	1/4 茶匙新鮮或乾燥百里香
1 根香蕉	
1/4 杯新鮮薄荷	4～5 顆冰塊
1/4 杯新鮮車前草	

1. 於果汁機中，放入紅蘿蔔、鳳梨、燕麥奶、香蕉、薄荷、車前草、藥蜀葵根粉、生薑、百里香和冰塊。

2. 攪打數分鐘，直到把新鮮葉草混合均勻並將所有材料打成汁。

3. 剩餘的果昔可放進冰箱冷藏，於兩天內飲用完畢。

Tip：睡前一個小時喝少量果昔，能夠有效舒緩胃部不適。

苦味健胃酊劑
製作分量：2盎司（約60ml）

苦的味道能刺激消化系統，讓腸胃為了接收和消化食物做好準備工作。因為苦味會下達「開始分泌唾液」的指令，讓胃產生胃酸、讓膽汁準備好發揮作用。這種配方吃起來很苦，但正因為你必須得品嘗到苦味才會有效，所以請不要逃避吃苦頭。自己製作苦味健胃劑，在飯前15分鐘服用，幾乎對每個人都有益處。

1 大匙藍色馬鞭草酊劑	1 大匙益母草酊劑
	1 大匙薑酊劑
1 大匙洋甘菊酊劑	

1. 於量杯中，混合藍色馬鞭草、洋甘菊、益母草和薑酊劑。

2. 將上一個步驟的混合酊劑倒入60ml的滴瓶中。

3. 將酊劑貼上標籤並標記製造日期。

4. 於飯前15分鐘，取15至25滴放入30ml的水中飲用。

5. 將酊劑存放於乾燥陰涼處，保存期限長達數年。

Tip：一定要品嘗到苦味才有效，請不要添加蜂蜜等甜味劑刻意把苦味蓋掉。

注意力不集中

當你無法專心時，就像是在混濁的水裡游泳、在看不見道路的濃霧裡徒步前進，感覺好像還沒完全清醒。無法專心讓你身心疲憊，即使喝了一兩杯咖啡也沒辦法恢復元氣。不要等到有嚴重的注意力缺失症才尋求藥草的協助，在以下的配方中，你能找到支援大腦功能及增進活力的藥草療法。

穩固專注力酊劑
製作分量：3盎司（約90ml）

此配方在當你需要全力以赴一或兩週的情

況下尤其有幫助，像是為了期末考熬夜讀書、趕報告、交屋手續完成前的一個月、或是準備報稅資料等等，這些場合都很合適。令人意外的是，放假出遊時你也可能會用到，雖然旅遊是令人期待的事，但我們常讓身體太過操勞，並且在短時間內要吸收大量資訊，這時如果能讓精神更集中一點就更棒了。

2大匙南非醉茄	2大匙蜂蜜
2大匙紅景天	自選酒品（4大匙再多一點）
2大匙刺五加根	

1. 於一小型（120ml以上）瓶子中，放入南非醉茄、紅景天和刺五加混合。

2. 加入蜂蜜，使用餐刀或筷子攪拌，使其與藥草混合均勻。

3. 加入你選擇的酒品裝滿瓶子，蓋上瓶蓋搖動，使內容物充分混合均勻。

4. 讓酊劑浸泡2到4週的時間，存放在陰涼的地方，偶爾上下搖晃混合。

5. 浸泡完成後，將酊劑仔細過濾，並裝進滴瓶中。

6. 將酊劑貼上標籤並標記製造日期。

7. 一次服用1茶匙，一天2次。

8. 將酊劑存放於乾燥陰涼處，保存期限長達數年。

> **Tip：**避免晚飯後服用，因為這個配方可能會讓你睡不著！

思緒清晰藥草茶

製作分量：30杯（1杯約250ml）

在這杯美味的茶裡，將所有的藥草和根莖植物混合使用後，便可發揮醒腦及活腦的功效，還可以讓你的腳步變得輕盈。製作過程需分成兩個部分進行，因為植物根部會需要不同於藥草茶的萃取方法。

糖漿

1大匙新鮮生薑泥	180ml水
1大匙紅景天	1/3杯蜂蜜

藥草茶配方

1/4杯迷迭香	1/4杯薄荷
1/4杯黃耆	

製作糖漿

1. 於一小鍋中，放入生薑、紅景天和水，先以中大火加熱至煮沸，再以小火煮約20分鐘，直到鍋中液體減半（90ml）。

2. 將步驟1的水煎劑過濾進碗中，加入蜂蜜並混合均勻。

3. 將步驟2混合均勻的糖漿放入瓶中。

4. 貼上標籤並標記製造日期。

5. 糖漿放入冰箱中冷藏，可保存3個月。

製作藥草茶

1. 於一大鍋中，放入迷迭香、黃耆及薄荷。

2. 將步驟1的混合藥草茶配方放入密封罐，貼上標籤並標記製造日期。

3. 沖泡時，在濾茶器裡加進一滿茶匙後，放入容量約300ml的茶杯中。

4. 將熱開水倒入茶杯後浸泡5分鐘，取出濾茶器。

5. 加入2茶匙生薑紅景天糖漿。

6. 保存於涼爽乾燥且不會直接被陽光照射的地方，可存放一年。

Tip：糖漿可以用各15到20滴的薑酊劑和紅景天酊劑替代。

恐慌症

第一次搭飛機出國時，我沒預期到我會感到緊張，因為小時候有很多搭乘小型飛機的經驗，結果我竟然焦慮到差點沒辦法登機，幸好後來一個親戚偷偷給了我半顆抗焦慮藥才能順利出發。生活中，有太多情境可能引發恐慌：懼高、密閉空間、可怕的昆蟲、公開演說，而最糟的情況，就是對於踏出家門都會感到恐慌。

恐慌發作時會讓你冒汗、呼吸加快、心跳猛烈跳動，還會有著令人窒息的慾望想要逃離現場。你的膝蓋會不自覺內彎，口乾舌燥，還會忽然變得笨手笨腳，忘記自己該做什麼⋯⋯。視情況而定，你會想要冷靜下來放慢你對外界的反應，或是希望頭腦變得靈活些來面對恐懼。

克服飛行恐懼症酊劑
製作分量：2盎司（約60ml）

像是坐飛機、公開演說和懼高症這種會導致你輕微至中度恐慌的場合，在生活中無法完全避免；即使你刻意避開這些活動，人生就會少了很多樂趣。我會研發出此配方，就是因為坐飛機曾經是讓我很害怕的事，而這個配方能讓我卸下緊繃情緒、好好放鬆，在飛機上安穩入睡。

2大匙加州罌粟酊劑　1大匙薑酊劑
1大匙纈草酊劑

1. 於一個量杯中，混合加州罌粟、纈草和薑酊劑。

2. 將上一個步驟的混合酊劑倒入60ml的滴瓶中。

3. 將酊劑貼上標籤並標記製造日期。

4. 在搭機、上台演說等任何會讓你產生恐懼的活動前30分鐘，取1到2滿滴管（25至50滴）放入30～60ml的水或是果汁服用，如有需要，可於30分鐘後服用相同的劑量。

5. 將酊劑存放於乾燥陰涼處，保存期限長達數年。

Tip：此酊劑配方可能會讓你嗜睡（主要是為了搭乘飛機而特製），所以當你是因為其他需要較高警覺性的情況時，請勿服用此配方。

重大場合不驚慌酊劑
製作分量：2盎司（約60ml）

遇到需要好好發揮實力卻又容易緊張的場合，像是重要的考試、工作面試，或是第一次與重要的人會面，最適合使用這個藥

草配方。任何需要激發腦力的時候，不妨試試看這個酊劑。

2大匙刺五加酊劑　　1/2大匙紅景天酊劑
1大匙南非醉茄酊劑　1/2大匙銀杏酊劑

1. 於量杯中，混合刺五加、南非醉茄、紅景天和銀杏酊劑。

2. 將上一個步驟的混合酊劑倒入60ml的滴瓶中。

3. 將酊劑貼上標籤並標記製造日期。

4. 在參加重大場合前，取1到2滿滴管（25至50滴）放入30ml的水或是果汁服用。

5. 將酊劑存放於乾燥陰涼處，保存期限長達數年。

情緒不穩與經前症候群

　　每個人或多或少都經歷過脹氣、神經緊繃、心情小沮喪和噁心的感覺吧？我們總是認為這些是女性經期前才會有的症狀，但其實可能會發生在所有人身上。以下的藥草配方專為所有易怒的人設計，不論性別或年齡都適合使用。

身心平衡藥草茶
製作分量：50杯（1杯約250ml）

這款美味的茶可用來治療女性經前會經歷到的一些惱人症狀，但請不要把這個配方收起來，每個月只有那幾天才拿出來用，

任何你覺得心情不好導致身體上出現症狀時，都可以泡來喝。在每種藥草後都附註了功效說明，以解釋我為何把這些材料加進配方。

1/2杯蕁麻（利尿並　　1大匙薑粉
促進腎上腺功能）　　（舒緩腸胃及疼痛）
1/2杯檸檬香蜂草　　　蜂蜜
（平緩神經）　　　　（可依個人喜好添加）
1/4杯貓薄荷　　　　　檸檬
（平緩神經及腸胃）　（可依個人喜好添加）
1/4杯含羞草樹皮
（提振心情）

1. 於大碗中，混合蕁麻、檸檬香蜂草、貓薄荷、含羞草樹皮和薑粉。

2. 將步驟1的混合藥草茶配方放入密封罐，貼上標籤並標記製造日期。

3. 沖泡時，在濾茶器裡加進一滿茶匙後，放入容量約300ml的茶杯中。

4. 倒入熱開水後，浸泡5到7分鐘，取出濾茶器。

5. 以蜂蜜和檸檬調味（依個人需求添加）。

6. 保存於涼爽乾燥且不會直接被陽光照射的地方，可存放一年。

> **Tip：** 花點時間放鬆一下，慢慢地啜飲這杯茶；把雙腳抬高平放，可以幫助身體的水分循環。

週一症候群酊劑
製作分量：2盎司（約60ml）

　　此配方中的藥草能改善情緒起伏、情緒上的平衡、以及疼痛感，但因為味道太

苦，不適合做為茶飲。製成酊劑直接服用可促進消化，還能趕走憂鬱的心情。

2大匙益母草酊劑　　**1大匙藍色馬鞭草酊劑**
1大匙檸檬香蜂草酊劑

1. 於量杯中，混合益母草、檸檬香蜂草和藍色馬鞭草酊劑。

2. 將上一個步驟的混合酊劑倒入60ml的滴瓶中。

3. 將酊劑貼上標籤並標記製造日期。

4. 取25至40滴放入30ml的水或是果汁快速喝完（因為很苦！），一天最多服用2次。

5. 將酊劑存放於乾燥陰涼處，保存期限長達數年。

腹部藥草熱敷墊

製作分量：1個

我家裡隨時都備有幾個這種熱敷墊，此熱敷墊既溫暖又帶著香氣，經痛或肚子不舒服時，隨時都能用來舒緩下腹部的疼痛，其他症狀像是肌肉拉傷、脹氣和雙腳冰冷也能派上用場。相信我，你很快就會發現一個熱敷墊根本不夠用！

2杯米　　　　　　**1/2杯薄荷**
1/2杯薰衣草　　　**1只及膝長筒運動襪**

1. 於中型碗裡，混合米、薰衣草和薄荷。

2. 小心將步驟1的混合藥草放進襪子內。

3. 把襪子的開口以針線縫合，也可直接將封口打結。

4. 將縫合好的襪子放入微波爐，加熱30至60秒。

5. 使用時如果感覺太燙，可以取一條毛巾隔在熱敷墊與你的身體之間，直到溫度降低。

6. 此熱敷墊可以重複使用，也能放入冷凍庫作為冰敷墊；但在放入冷凍之前要先放進塑膠袋中，避免水氣凝聚。

> **Tip：** 如果不想使用襪子，你可以自行使用喜歡的棉布（或任何平織布）縫製出長30公分、寬10公分的布袋，將布袋裝進米和藥草後，再把開口縫合即可。

創傷復原

　　當人生中遇到不好的事情，終於等到一切都結束之後，伴隨著我們的是那沒發洩完的腎上腺素，你可能會感覺到有點激動又精疲力盡，那是一種「又氣又累」的感受。此時，我們最需要的就是以下這些藥草配方。

重新振作藥草茶

製作分量：25杯（1杯約250ml）

當有件事讓你失去內心平衡，卻又很難擺脫緊張的情緒時，就可以喝這杯茶。或許你還有工作未完成、或許你還有重要的人要見，雖然你心裡也知道什麼都不要管是

最簡單的，但你就是無法逃避，一切還是得繼續前進。這杯茶，能夠讓你暫時休息片刻，小口喝茶並且深呼吸，就能讓你由內而外煥然一新。

2大匙南非醉茄	1/4杯聖羅勒
2大匙含羞草樹皮	2大匙薄荷
1/4杯檸檬香蜂草	蜂蜜（可依個人喜好添加）

1. 於大碗中，混合南非醉茄、含羞草樹皮、檸檬香蜂草、聖羅勒和薄荷。

2. 將步驟1的混合藥草茶配方放入密封罐，貼上標籤並標記製造日期。

3. 沖泡時，在濾茶器裡加進1又1/2茶匙後，放入容量約300ml的茶杯中。

4. 以熱開水裝滿後浸泡7到10分鐘，取出濾茶器。

5. 以蜂蜜增加甜味（依個人需求添加）並慢慢飲用。

6. 保存於涼爽乾燥且不會直接被陽光照射的地方，可存放一年。

> **Tip**：喝這杯茶時，請你專注於當下。不去想過去、不去想未來，就只是現在。短暫的休息和藥草茶能修復感到支離破碎的你，讓你的心靈回歸平靜。

守護內心酊劑
製作分量：1盎司（約30ml）

我養的貓曾經是一隻流浪貓，當她進駐這個家之後，完全無法讓其他狗、貓、鳥、兔子或是松鼠來篡奪牠的地盤。多年後，當牠感覺到似乎有外來者入侵時，牠還是會神經緊繃，需要一段時間才能讓牠停止低吼和煩躁。而這樣的情緒也會發生在我們身上，這種時候就推薦你使用此酊劑。身為人類，我們也會有防禦心特別強的時候，要消化這樣的情緒需要一些時間，但這個配方能幫助縮短時間，讓我們能盡快回到正軌。

2茶匙聖羅勒酊劑	2茶匙山楂酊劑
2茶匙檸檬香蜂草酊劑	

1. 於量杯中，混合聖羅勒、檸檬香蜂草和山楂酊劑。

2. 將上一個步驟的混合酊劑倒入30ml的滴瓶中。

3. 將酊劑貼上標籤並標記製造日期。

4. 取1滿滴管（25至30滴）放入30ml的水或是果汁服用，並重複幾次放鬆地深呼吸。

5. 將酊劑存放於乾燥陰涼處，保存期限長達數年。

萬用放鬆糖漿
製作分量：8盎司（約240ml）

我發現此配方實在很療癒又具多重效果，所以一直是我們家中的常備品。裡頭的藥草不僅能放鬆及鎮定神經，還能促進消化。當你忘不掉工作或是課業上的困擾

時，這配方就剛好符合你的需求。將藥草製作成糖漿的好處，就是隨時可以加1到3茶匙在茶裡，或是淋在冰淇淋上、燕麥粥裡或是一塊新鮮的水果上食用。

1/2杯薄荷	2大匙薰衣草
1/2杯洋甘菊	1/2杯蜂蜜

1. 於一含蓋子的小鍋中，混合薄荷、洋甘菊和薰衣草，先放在一旁備用。

2. 於另一鍋中放入足夠蓋過藥草的水量，加熱燒開。將滾水倒入混合藥草的鍋內，加蓋後浸泡4到8小時或放隔夜。

3. 過濾掉藥草，加熱藥草水至小滾。

4. 取1/2杯量的藥草水，如分量少於1/2杯，需加入熱水補足；如分量超過1/2杯，則繼續小火煮至水分減少或倒掉多餘的量。

5. 在小鍋中加入蜂蜜並混合均勻。

6. 待糖漿冷卻後，將糖漿放入一8盎司（約240ml）的瓶子中。

7. 將糖漿貼上標籤並標記製造日期。

8. 放進冰箱冷藏並於9個月內使用完畢。

> **Tip：**如果你想以糖代替蜂蜜製作糖漿，沒問題！只要將3/4杯的糖兌上1/2杯的藥草水後，加熱至水滾後持續煮3分鐘，再從步驟6起依相同方法完成製作即可。

睡眠困擾

睡眠困擾跟消化問題一樣，都是現代人常有的普遍症狀，有很多方法可以改善睡眠品質，例如，不要在臥房裡讀書或工作，讓臥室只用來睡覺和滾床單、每天在固定的時間就寢、白天不要花太多時間補眠；睡前幾個小時不要進食、至少30分鐘前不要滑手機、閱讀書籍或是聽些放鬆的音樂等等。

關於睡眠議題，在後面提到憂慮症的章節時，我們會有更深入的討論。

好好睡一覺酊劑
製作分量：4盎司（約120ml）

良好的睡眠品質能讓我們擁有更好的專注力去面對這世界，但睡眠之神總是在我們最需要的時刻變得難以捉摸。充足睡眠會讓我們的大腦重新啟動並重振士氣，因此一夜好眠對你在生活中的各方面都有所幫助。我很愛用此酊劑配方，因為它具有放鬆的鎮靜效果，能讓不停轉動的大腦放慢速度。

4大匙加州罌粟酊劑	2大匙美黃芩酊劑
2大匙西番蓮酊劑	

1. 於量杯中，混合加州罌粟、西番蓮和美黃芩酊劑。

2. 將上一個步驟的混合酊劑倒入60ml的滴瓶中。

3. 將酊劑貼上標籤並標記製造日期。

4. 取1到2滿滴管（25至50滴）於睡前30分鐘服用。

5. 將酊劑存放於乾燥陰涼處，保存期限長達數年。

薰衣草香氛布偶

製作分量：1個布偶

幾年前，我因病住院一週而我老公無法請太多假來陪我，我必須獨自在醫院過夜，那是我人生中非常難熬的一週，那時我總是哭到睡著。到了第三天，他帶著一隻泰迪熊布偶來看我，聽起來可能很傻，但我把布偶像是救生圈一樣緊緊地抱著不放。當焦慮讓我無法入睡時，布偶就變成了安心又有效的助眠物，幫助我一夜好眠。

約8×13公分的棉紗袋	1個中型填充布偶 3/4杯薰衣草

1. 將薰衣草裝進棉紗袋中，以針線將開口處縫合。

2. 使用拆線器，沿著布偶的側邊或是胸部處的縫線，拆掉約10公分長的開口。

3. 抽掉一些布偶原有的填充物，為塞滿薰衣草的棉紗袋預留空間。

4. 將薰衣草棉紗袋放入布偶裡。

5. 將布偶的開口以針線縫合成原狀。

6. 給布偶一個大大的擁抱。（知道我的用意吧？）

放鬆大腦酊劑

製作分量：2盎司（約60ml）

你是不是有過這樣的經歷——你遇到一個棘手的問題，當你解決了之後，卻又不斷地回想起那個問題、反覆回憶那些痛苦的細節，又回到起點重新來過，這樣的情況一直不停循環著。這種過分沉溺於負面情緒的心理現象會影響你的睡眠，而你需要的是放鬆你的大腦。

2大匙西番蓮酊劑	1/2大匙薰衣草酊劑
1又1/2大匙纈草酊劑	

1. 於量杯中，混合西番蓮、纈草和薰衣草酊劑。

2. 將上一個步驟的混合酊劑倒入60ml的滴瓶中。

3. 將酊劑貼上標籤並標記製造日期。

4. 取一滿滴管（25至30滴）放入30ml的水或是果汁服用，如有需要，可於30分鐘後服用相同的劑量，一天可最多使用3次。

5. 將酊劑存放於乾燥陰涼處，保存期限長達數年。

免疫力低下

當身體有任何症狀出現時，無論我們如何想辦法去對抗疾病，最好的方式還是

平常就擁有一個強大的免疫系統和健全的心智，遇到任何問題才能正面迎戰。焦慮感會破壞身體的器官運作，為免疫系統帶來傷害，因此最重要的是要加強我們的免疫力。試著每天都使用以下這些能增進免疫力的藥草，特別是在日照少、雨量多、容易令人陷入憂鬱的冬季。

重拾自信藥草茶

製作分量：35杯（1杯約250ml）

這杯茶有很棒的增強免疫力功效，讓我們更有力量去面對不想面對的事情。

1/4 杯紫錐菊 （不含根部）	1/4 杯黃耆
	1/4 杯百里香
1/4 杯刺五加根	蜂蜜
1/2 杯接骨木漿果	（可依個人喜好添加）
	檸檬 （可依個人喜好添加）

1. 於大碗中，混合紫錐菊、刺五加、接骨木漿果、黃耆和百里香。

2. 將步驟1的混合藥草茶配方放入密封罐，貼上標籤並標記製造日期。

3. 沖泡時，在濾茶器裡加進一滿茶匙後，放入容量約300ml的茶杯中。

4. 倒入熱開水後，浸泡5到7分鐘，取出濾茶器。

5. 以蜂蜜和檸檬調味（依個人需求添加）。

6. 保存於涼爽乾燥且不會直接被陽光照射的地方，可存放一年。

能量滿點特調

製作分量：1夸脫（約1公升）

這個配方其實是酊劑，但是我特地幫它取名為「特調」，是因為它的功效是要「特別調理」你的免疫系統！你可能會想要一次製作多一點的分量，方便每天服用，特別是在冬天的時候。此藥草配方帶甜味，是孩童也能欣然接受的味道。其中的藥草成分都有提高免疫系統的效用，同時保護和加強你的神經系統。

1/2 杯蕁麻	1 大匙迷迭香
1/4 杯接骨木漿果	1 又 1/2 杯蜂蜜
1/4 杯黃耆	2 又 1/2 杯自選酒品 （部分會被乾燥的藥草 吸收掉）
1/4 杯美黃芩	
1/4 杯聖約翰草	
1/4 杯刺五加根	

1. 於一大型寬口約1.5公升的瓶子中，放入蕁麻、接骨木漿果、黃耆、美黃芩、聖約翰草、刺五加和迷迭香混合。

2. 加入蜂蜜，使用長柄湯匙攪拌，使蜂蜜與步驟1的藥草混合均勻。

3. 加入酒品裝滿瓶子，繼續攪拌使蜂蜜與酒大致混合均勻。

4. 蓋上瓶蓋後搖晃以充分混合。

5. 浸泡2到4週的時間，存放在陰涼的地方，每天上下搖晃混合。

6. 浸泡完成後，將瓶中液體倒出過濾，並分裝於幾個小瓶中。

7. 將裝有特調的每個瓶子都貼上標籤，並標記製造日期。

8. 每日早晨服用1茶匙，開啟新的一天。

9. 特調存放於室溫下可保存一年。

> **Tip：** 酊劑在浸泡過程中，瓶中的液體會產生分離，此為正常現象，所以需要每天搖晃混合。

抗病毒暖胃蔬菜湯

製作分量：四人份

這既是藥草配方也是一道美味的餐點，可以當作一頓正餐。我們越熟悉藥草，就能像遠古時代的祖先一樣，讓藥草融入我們的生活，我們就能過得越好。這個燉湯食譜可以有多種變化，像是另外加進燕麥或具有藥性的菇類，吃起來都很美味。材料裡的辣椒粉、洋蔥和大蒜等辛香料，也有提升免疫力的效果。如果你不排斥牛蒡的味道，一定要加進去試試著！

1顆洋蔥，切丁

3瓣大蒜，切碎

1大匙切碎的新鮮生薑

1大匙椰子油或橄欖油

240g蘑菇切片

1公升高湯
（雞湯或蔬菜湯）

1/2杯紅蘿蔔切片

1/2杯西洋芹切片

5或6片黃耆切片

1大匙百里香

1茶匙辣椒粉

1杯新鮮切碎或是1/4杯乾燥的蕁麻

1. 用一平底鍋開中大火，以椰子油或橄欖油拌炒洋蔥、大蒜和薑，約5分鐘直到食材變軟。

2. 加入蘑菇繼續拌炒3分鐘，關火將平底鍋擱置一旁。

3. 再用一中型湯鍋，加熱高湯並放入紅蘿蔔、西洋芹和黃耆。

4. 把步驟2炒好的配料放入湯鍋。

5. 如果你喜歡燉湯裡的湯多一點，可以多加一點水，把湯煮滾。

6. 轉小火慢燉15分鐘。

7. 加入百里香、辣椒粉和蕁麻，繼續用小火煮3分鐘。

8. 關火，將黃耆切片撈起來丟棄。

9. 建議預先烤好香脆的麵包，與湯品一起享用。

> **Tip：** 如果想要加進其他蔬菜或是一些蛋白質也可以，煮熟的豆子或是扁豆（1/2杯）都是很不錯的選擇。

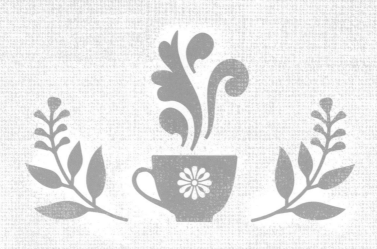

水嫩肌膚乳霜條
Page 77

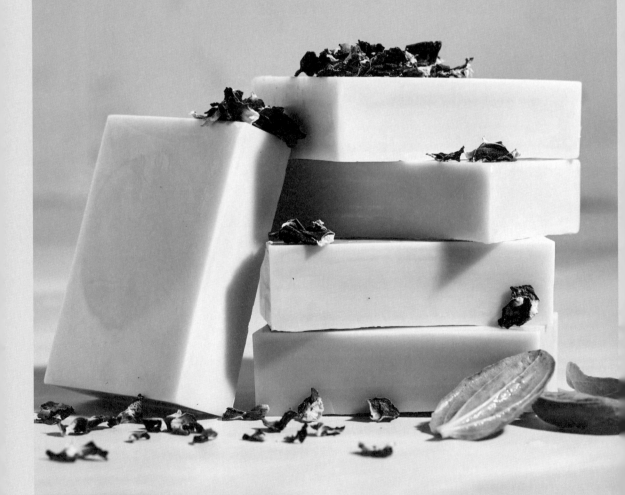

Chapter 5

REMEDIES FOR DEPRESSION

憂鬱症

20款舒緩心情、提升自信
以及照護全身的草本配方

　　憂鬱症可能是因為特定的事件所引發，也有可能毫無原因就找上門來。當你察覺到自己有憂鬱的傾向時，請注意均衡飲食（包括潛在的食物過敏）、保持規律運動、擁有充足睡眠和多接觸自然光，這麼做可以幫助我們保持平穩的心情。然而，有時候即使你做了許多努力，憂鬱症還是會莫名其妙地出現。當你感到對自己無能為力、像是在一個無限輪迴裡不停打轉時，這個章節裡介紹的一些藥草製品，能夠帶給你一些幫助。

與多數的情緒問題一樣，憂鬱症會根據不同的嚴重程度，以強弱不一的形式表現出來。輕度的憂鬱症包括不喜歡社交、對原本喜歡的事物失去興趣，而嚴重的憂鬱症可能會讓你好幾天都下不了床，甚至無法洗澡或是換衣服。許多人都在生命中的某些時刻經歷過憂鬱症，因此喪失了專注力和力氣，睡眠作息變得不規律、食欲突然產生變化，有時還伴隨著日漸加重的自卑感。在英語系國家，有些受憂鬱症所苦的人會把這種心情稱為「黑狗」，這是因為英國前首相邱吉爾曾這麼形容自己：「心中的憂鬱就像隻黑狗，一有機會就咬住我不放。」

我本身也有罹患憂鬱症的經驗。當我的女兒搬出家中，到了離我很遠的城市生活時，對我的打擊很大。雖然她以前也曾經離家去念大學，但這一次，她即使放暑假時也不會回來了，我們再也無法常常見面了。

我以為自己有能力處理好我的負面情緒，但當我因為別的健康問題去看醫生，醫生卻叫我填寫一張問卷。問卷裡是一連串關於日常生活的問題，回答的範圍以「從未發生」到「經常出現」的頻率來勾選，你可以輕易看出，那是一份評估憂鬱症的量表，而我並不覺得自己有憂鬱症。

當我完成問卷之後看了答案，便完全明白原來這就是憂鬱症，甚至讓我去看醫生的身體不適，其實就是憂鬱症所引發的症狀。後來我開始每天散步，吃全食物[13]，並著手製作適合自己的藥草配方，我跟醫生保證，如果我感覺到憂鬱的情況變嚴重，我會再回診並尋求其協助。接受自己患有憂鬱症這個事實，讓我能夠幫助自己去控制及管理病情。

憂鬱症是個陰險狡詐的壞東西，只要它找上你，常常令人無力招架。但請你千萬不要認為你必須獨自去面對，這不是一件需要感到羞恥的事，你不必刻意隱藏、也不用認為你要趕快「治好」這個病症。我一直都不懂，對於其他疾病，我們都不會有上述的反應，是什麼原因讓我們認為我們必須對情緒疾病絕口不提？我認為，就跟我們一年會去洗兩次牙一樣，我們也應該一年做兩次心理健康檢查；而當你的心出了問題，就跟發現蛀牙一樣，你只是需要治療而已。

常見的憂鬱症症狀包括冷漠、普遍對事物感到不滿、愧疚、無助、對事物失去興趣（或喜悅）、情緒容易波動、悲傷、激動、哭泣、易怒、刻意迴避社交場合、睡太多（或太少），吃太多（或太少），以及無法集中精神。

對生活失去動力

你可能經歷過或至少聽說過這些憂鬱症的症狀——心情不好的時候，你連換掉

---

13 編按：全食物（Whole foods），指未經加工或精製過的原型食物。

身上的髒衣服都很難；矛盾的是，你必須去梳洗一番、穿上乾淨的衣服、換過床單，以及打開窗簾讓陽光照射進來，才能帶來改善心情的正能量。所以，請多做一些寵愛自己的事，雖然可能很短暫，但至少會讓你心情好一些。之所以會對什麼事都提不起勁，是因為你感覺一直在原地打轉，覺得自己沒洗澡所以無法出門，但又覺得生無可戀所以無法洗澡，像這樣不停地原地循環！像這種時候，請務必試試看以下這個藥草配方。

抗菌精油身體噴霧
製作分量：1/2 杯（可使用 3 至 4 次）

憂鬱症發作時，基本的梳洗等清潔工作通常會是最先被放棄的事，此精油噴霧裡所使用的藥草具有消炎及抗菌的功效，並提供些許去除異味的效果。特別是在寒冷的天氣裡，在洗澡後使用一點清爽的精油噴霧，會讓你對自己的身體感到更自在，還能防止乾燥的皮膚出現乾癢症狀，也有抗老化的作用。

1/4 杯金縷梅水	2 大匙薄荷浸泡橄欖油
2 大匙鼠尾草浸泡橄欖油	2 大匙薰衣草浸泡橄欖油
2 大匙百里香浸泡橄欖油	

1. 於量杯中，混合金縷梅水、鼠尾草、百里香、薄荷以及薰衣草浸泡橄欖油。

2. 使用一個小型漏斗，將步驟 1 的混合油倒入噴霧罐中。

3. 於泡澡或沖澡後，將混合油噴在毛巾略拍乾的皮膚上，用來滋潤及保濕身體。

4. 充分將油按摩吸收。

5. 製作少量以保持成品新鮮度，並於 1 個月內使用完畢。

6. 此製品會產生油水分離的現象，使用前請搖晃均勻。

明亮雙眸濕敷茶包
製作分量：足夠使用一次

睡眠不足、手機或電腦看太久，以及哭泣都可以讓你的眼睛感覺痠痛、疲累和腫脹。只要使用這個配方濕敷 15 分鐘，就能幫助你的眼睛感到更明亮，氣色也會看起來好一些，整個人都會變得有精神。

2 個茶包（薄荷、洋甘菊或是紫錐菊）

1. 選用自己喜歡的茶包，加入熱水，泡一杯濃郁的茶。

2. 等茶包冷卻後，雙眼各放上一個茶包，靜置濕敷約 15 分鐘。

3. 濕敷的同時，好好放鬆並進行冥想，建議聽一些柔和或是振奮心情的音樂。

4. 如果你不小心睡著了，茶包就算掉了也沒關係。

5. 使用完後，可直接將茶包丟棄或是當作堆肥分解。

> **Tip：** 假使你手邊沒有茶包，用棉花球沾滿冷水，也能發揮類似的效果。

草本乾洗髮

製作分量：使用5到10次（依頭髮長度而異）

你只是要出門幾個鐘頭辦事，但必須要洗澡、換衣服、開車⋯⋯這些都可能讓你感到厭煩。而這個乾洗髮配方能讓頭髮看起來清爽，讓你可以再撐久一點不必洗頭。此配方不需要按照一定的比例分量，如果你的髮色較深，就用多一點的藥草粉、少放一點葛鬱金[14]或爽身粉。

1/4杯葛鬱金　　　　1滿大匙粉狀薄荷
（或是用爽身粉替代）　1滿大匙粉狀迷迭香

1. 於量杯中，放入葛鬱金、薄荷和迷迭香，充分攪拌混合後倒入小瓶，最好是使用帶有小孔的瓶蓋。

2. 取少量茶匙的乾洗髮至手心，再分散到兩隻手掌裡。

3. 輕輕地將乾洗髮按摩至頭髮中，尤其是靠近頭皮的部分，乾洗髮會吸收掉多餘的油脂並使頭髮蓬鬆。

4. 將頭髮仔細梳開。

5. 睡前記得要洗頭，因為乾洗髮過久了會讓頭髮變得更重更塌，隔天還可能會感覺黏膩。

> **Tip**：我會把有小孔的調味料空瓶留下來（胡椒粉、起司粉等空瓶），就是為了裝這類製品。

14　編按：葛鬱金（Arrowroot），又名竹芋、粉薯或金筍，具有豐富的澱粉，是一種可以生吃的食材；也能磨成粉、做料理時用來勾芡。

草本煥膚面膜

製作分量：足夠使用一次

這個基本的配方，可依照個人膚質和手邊的藥草來替換其中的材料。針對乾性和一般膚質，1/2杯的乾燥藥草可以由蕁麻、薄荷、檸檬香蜂草、藥蜀葵粉或是玫瑰任意混合搭配；針對油性膚質，則可由鼠尾草、薄荷、蕁麻或迷迭香任意搭配。

1/2杯乾燥藥草　　　2大匙金縷梅水
（自行搭配）
1/2個中型小黃瓜（去皮去籽）

1. 於攪拌機中，放入你自行調配好的混合藥草、小黃瓜以及金縷梅水。

2. 攪打至均勻混合的泥狀。

3. 將面膜厚敷於臉上並放鬆15分鐘，以溫水洗淨後輕輕把水擦乾。

> **Tip**：如果沒有小黃瓜，也可以用半顆蘋果或是一把新鮮的莓果替代。

光滑柔順潤髮乳

製作分量：可使用3次

憂鬱症會讓人心情鬱悶，就我個人的經驗而言，當我情緒低落時，連感官的強度都降低了，就像罹患了重感冒一樣。但當我把自己整理乾淨、讓外表看起來體面一點時，總是會驚訝心境上變得大大不同了。這款潤髮乳就是一種簡單的自我照護方

式，利用滑順髮絲外層表面來還原你原本柔亮的髮質。

1/2杯迷迭香	1公升水
1/2杯薰衣草	2杯蘋果醋

1. 於一耐熱的大碗或是寬口瓶中（容量一公升以上），混合迷迭香和薰衣草。

2. 將水燒開後倒入步驟1的混合藥草，浸泡1小時。

3. 過濾並將剩餘液體後加入蘋果醋。

4. 在洗完頭後，使用2杯潤髮乳沖洗，再以清水洗淨。

5. 將剩餘的潤髮乳製品放進密封罐中保存，一個月內使用完畢。

水嫩肌膚乳霜條
製作分量：2塊（約40ml）

────────

乳霜條也屬於軟膏或油膏的一種形式，只是成分中的蜂蠟用量增加，所以成品會呈現固體狀。此製品最適合用在身體上較粗糙的地方，像是手肘及腳跟部位，但擦在手上也會感覺很滋潤。我喜歡拿來塗抹在我的腳上，然後在上床睡覺前立刻穿上軟綿綿的襪子，在雙手非常乾燥的寒冷冬天，也可以塗抹在手上並套上手套保濕。

1又1/2 大匙玫瑰浸泡橄欖油	1又1/2匙蜂蠟顆粒
1又1/2 大匙車前草浸泡橄欖油	製冰盒（最推薦矽膠製的製冰盒，但塑膠的也可以）

1. 於量杯中，加入玫瑰浸泡橄欖油、車前

草浸泡橄欖油和蜂蠟，攪拌均勻後以微波爐加熱，每次以30秒為間隔，分次加熱融化。

2. 當蜂蠟開始軟化後，再次加熱前先用筷子攪拌充分混合，使蜂蠟在攪拌期間繼續溶解到浸泡油裡。

3. 等到蜂蠟全部液化後，將液態混合物倒入製冰盒裡的兩到三個空格之中。

4. 冷凍30至60分鐘。

5. 用力將製冰盒在流理台上敲擊一下，使乳液塊分離取出。

6. 將乳液塊放進密封罐中以保持乾淨，6個月內使用完畢。

> **Tip**：關於藥草浸泡油的製作方法，可參考第47頁。

穩定膚況收斂水
製作分量：約200ml

────────

這是一款能夠喚醒肌膚的收斂水，會讓你的臉部明亮起來，清新的氣味說不定還能幫助你暫時逃離愁雲慘霧之中。

1杯金縷梅水	2大匙聖羅勒
2大匙洋甘菊	2大匙薄荷
2大匙玫瑰	2大匙蘋果醋

1. 於一小瓶中，放入金縷梅水、洋甘菊、玫瑰、聖羅勒及薄荷，並將此混合物浸泡2週。

2. 過濾金縷梅液體中的藥草，儘量將藥草裡的所有液體擠乾。

3. 將浸泡完成的金縷梅藥草液和蘋果醋混合後，倒入240ml的瓶子裡。

4. 以化妝棉沾濕，輕拍於臉部及脖子上，一天使用約1到2次。

5. 收斂水可永久保存。

無法專心

今天你感覺「什麼都不想管」嗎？可能是因為你無法集中注意力。不過，當你產生這樣的情緒時，其實不需要一直去探究到底是沒興趣還是無力專心。因為對大部分的人來說，日常的生活運作還是極為重要，而我們花幾個小時或是幾天讓自己放慢步伐，其實也無傷大雅。

我發現，去找一件簡單的小事去好好完成，並從中獲得成就感，就能幫助自己重回正軌。所謂「簡單的事情」像是將折好的衣服歸位、打掃浴室水槽，或是清掉飯桌上的垃圾郵件而整理出空間。整潔的桌面對我來說很有幫助；我的女兒會重新整理她的每月收支；我的妹妹則是將文件歸檔。我們都有一些可以不用太多心思去做、卻能幫助我們「重新啟動」的瑣事。

保持專注香料特調
製作分量：8杯（1杯約250ml）

———

花一點時間去發覺自己哪裡感到不對勁是很重要的事，因為如果你沒有找到問題，當然也就無法去解決。喝這杯保持專注香料特調時，在腦海中演練一個會幫助你保持專注力的事，我自己每天都會在開始工作前，執行數次這個專注力練習。

2 大匙南非醉茄	8 片新鮮生薑
2 大匙聖羅勒	

1. 於小碗中，混合南非醉茄和聖羅勒。

2. 將步驟1的混合藥草茶配方放入密封罐，貼上標籤並標記製造日期。

3. 沖泡時，先放一片生薑在約300ml的茶杯裡，然後放入加進一滿茶匙藥草茶的濾茶器。

4. 以熱開水裝滿後，浸泡3到5分鐘，取出濾茶器。

5. 一天最多可飲用2杯。

6. 保存於涼爽乾燥且不會直接被陽光照射的地方。

> **Tip**：飲用的時候把薑和藥草留在杯中，感覺起來會更暖和！

無雜念藥草茶
製作分量：8杯（1杯約250ml）

———

在你要開始動手做事前，這杯茶對於做好心理準備很有幫助，或是在你注意力渙散時，也可以適時為你充電。在此藥草茶配方中加進一片檸檬，更能增加風味。

3 大匙迷迭香	蜂蜜（可依個人喜好添加）
1 大匙銀杏	檸檬（可依個人喜好添加）

1. 於小碗中，混合迷迭香和銀杏。

2. 將步驟1的混合藥草茶配方放入密封罐，貼上標籤並標記製造日期。

3. 沖泡時，在濾茶器裡加進一滿茶匙後，放入容量約300ml的茶杯中。

4. 以熱開水裝滿後，浸泡3到5分鐘，取出濾茶器。

5. 以蜂蜜和檸檬調味（依個人需求添加）。

6. 一天飲用一杯。

7. 保存於涼爽乾燥且不會直接被陽光照射的地方。

提升注意力草本滴劑
製作分量：4盎司（約120ml）

對藥草稍有研究的人，看到以下這個配方或許會覺得不太對勁，因為我們認為某些藥草的功效就是讓人放鬆，可能不太適合用來提振精神。但事實上，這樣的搭配能緩和你的憂鬱與焦慮性思維，同時增進心靈能量並幫助健康的思想運作。

2大匙貓薄荷酊劑	1大匙洋甘菊酊劑
2大匙南非醉茄酊劑	1大匙檸檬香蜂草酊劑
2大匙紅景天酊劑	1大匙燕麥胚芽酊劑

1. 於量杯中，混合貓薄荷、南非醉茄、紅景天、洋甘菊、檸檬香蜂草和燕麥胚芽酊劑。

2. 將上一個步驟的混合酊劑倒入60ml的滴瓶中。

3. 將酊劑貼上標籤並標記製造日期。

4. 取一滿滴管（25至30滴）放入30ml的水或是果汁服用，如有需要，可於30分鐘後服用相同的劑量，一天最多使用3次。

5. 將酊劑存放於乾燥陰涼處，保存期限長達數年。

斷絕紛擾酊劑
製作分量：4盎司（約120ml）

你通常不會將一般的煩躁感跟憂鬱症連結在一起，但這卻可能是症狀之一。煩躁不安通會表現在像是來回走動、咬指甲、捲頭髮、扳動關節發出聲響等行為，遺憾的是，這些行為並無法將煩躁的能量引導出去。以下這個酊劑能幫助減少讓你感到天旋地轉的失控感。不過，如果這樣的情緒持續惡化，甚至變成以自殘的方式抒發，請立刻向專業人士諮詢。

| 2大匙美黃芩酊劑 | 2大匙貓薄荷酊劑 |
| 2大匙聖約翰草酊劑 | 2大匙西番蓮酊劑 |

1. 於量杯中，混合美黃芩、聖約翰草、貓薄荷和西番蓮酊劑。

2. 將上一個步驟的混合酊劑倒入60ml的滴瓶中。

3. 將酊劑貼上標籤並標記製造日期。

4. 取一滿滴管（25至30滴）放入30ml的水或是果汁服用，一天最多使用4次。

5. 將酊劑存放於乾燥陰涼處，保存期限長達數年。

心情鬱悶

每個人都有心情不好的時候，感覺鬱悶也不需要什麼特別的理由──我的祖母在她心情低落時，曾經這樣跟我說過。通常這種情緒是一種輕微且短暫的憂鬱，有很多方法可以讓這種情緒快點離開。跟朋友出門走走，放點音樂跟著唱歌或是跳舞。當然，你也可以自己動手製作一個有魔法的藥草配方！

產後不憂鬱藥草茶
製作分量：35至40杯（1杯約250ml）

令人遺憾的是，在我們的社會裡，產後憂鬱就如同經痛一樣，是一個不太被重視的議題；我們讓新手媽媽們去質疑自己，去承受那些不必要的苦。如果妳是一名新手媽媽，請試著能睡就睡、好好吃飯、接受任何外援，如果有需要，一定要開口請求協助！藥草對媽媽們是很有愛的，所以在預產期之前，可以預先製作好這個配方，需要時就能立刻派上用場。

1/2杯聖羅勒　　　2大匙藍色馬鞭草
1/2杯燕麥桿　　　2大匙美黃芩
1/4杯貓薄荷

1. 於小碗中，混合聖羅勒、燕麥桿、貓薄荷、藍色馬鞭草和美黃芩。
2. 將步驟1的混合藥草茶配方放入密封罐，貼上標籤並標記製造日期。

3. 沖泡時，在濾茶器裡加進一滿茶匙後，放入容量約300ml的茶杯中。
4. 倒入熱開水後，浸泡5到7分鐘，取出濾茶器。
5. 一天最多飲用3次。
6. 保存於涼爽乾燥且不會直接被陽光照射的地方，可存放一年。

> **Tip**：配方裡的藥草對於哺乳中的媽媽是安全的；如果沒有在哺乳，另外添加南非醉茄及聖約翰草也很不錯。

回歸內心平靜酊劑
製作分量：3盎司（約90ml）

憂鬱症會讓我們覺得像是沒有錨的一艘船，當你遭受到惡劣天氣和大浪的襲擊，你會無法控制方向，也很可能會擱淺或是撞上岩石。以下的藥草配方能夠幫助我們找回內心的平靜，即使一時失去方向，也能趕緊站穩腳步。

2大匙燕麥胚芽酊劑　　2大匙玫瑰酊劑
2大匙南非醉茄酊劑

1. 於量杯中，混合燕麥胚芽、南非醉茄和玫瑰酊劑。
2. 將步驟1的混合酊劑倒入一小滴瓶中。
3. 將酊劑貼上標籤並標記製造日期。
4. 取25至40滴放入30～60ml的水服用，一天最多使用3次。
5. 將酊劑存放於乾燥陰涼處，保存期限長達數年。

日日好心情蜂蜜特調

製作分量：約1杯

這款蜂蜜可以加進任何一種茶、早餐麥片或是營養穀片裡增添甜味，或是取一茶匙直接享用。在醋裡加進一點就可做成沙拉醬，有好幾種不同的搭配方法，為你的每一天帶來一點心情上的鼓勵。

2大匙南非醉茄　　2大匙紅景天
2大匙聖羅勒　　　2大匙刺五加根
　　　　　　　　　1杯生蜂蜜

1. 於一約500ml的瓶子中，混合南非醉茄、聖羅勒、紅景天、刺五加和生蜂蜜。（混合藥草的總量約為1/2杯）。

2. 將步驟1的材料混合均勻，並移除掉所有氣泡。

3. 蓋上瓶蓋，貼上標籤並標記製造日期。

4. 浸泡3至4週，存放在陰涼處。在此浸泡期間，藥草會逐漸浮起至蜂蜜表層，因此每天需將瓶子倒過來放置。

5. 當浸泡完成後，將蜂蜜以濾網過篩，可將篩子靜置數小時，儘可能取得最多的蜂蜜。

6. 將藥草浸泡過的蜂蜜放進瓶子中，貼上標籤並標記製造日期。

7. 蜂蜜存放於室溫下即可，於陰涼處可保存一年。

趕走烏雲醋酸補飲

製作分量：約2杯

在此配方中，我們會使用酒精和醋來提煉出藥草裡的藥性，因此它不算是酊劑，也不算是醋飲，但將兩者一起使用，便是悲傷日子裡的一款理想補飲。

1/4杯洋甘菊　　　1杯自選酒品
1/4杯燕麥胚芽　　1杯蘋果醋
1/4杯藍色馬鞭草　1/2杯蜂蜜
1/4杯含羞草

1. 取一個容量約700ml～1公升的瓶子，在瓶中混合洋甘菊、燕麥胚芽、藍色馬鞭草、含羞草、酒、蘋果醋和蜂蜜。

2. 將步驟1的材料混合均勻，並移除掉所有氣泡。

3. 在瓶口蓋上烘焙紙，再將瓶蓋蓋上。

4. 貼上標籤並標記製造日期。

5. 浸泡2週，存放在陰涼處，每天搖晃瓶子使其充分混合均勻。

6. 過濾混合補飲，過濾中可擠壓藥草，儘可能取得最多的液體量。

7. 將補飲放進容量約500ml的瓶中，貼上標籤並標記製造日期。

8. 存放在陰涼處，保存期限長達數年。

季節性情緒失調

缺少陽光的冬天會影響心情，甚至讓人身心同時出現狀況。即使是夏天，持續

陰雨的天氣也有可能出現相同的失調反應，尤其是長時間不出門更容易讓人心情低落。此時，建議你要另外補充維生素D，在暖和的天氣裡出門走走、多讓你的肌膚曬到太陽。如果一直等不到晴朗的好天氣，市面上可以買到模擬太陽光的特殊燈泡，必要時可在家中裝設使用。

液態陽光酊劑

製作分量：4盎司（約120ml）

當然，「液態陽光」事實上並不存在，但如果世界上真的有可以鼓舞人心的「液態陽光」，應該就是這瓶由天然草本原料所製成的酊劑了。「聖約翰草」此名稱的由來，是由於它會在接近夏至時開花，恰巧碰上6月24日慶祝的聖約翰節[15]。為了慶祝全年中日照最長的一天，人們會採集聖約翰草的花，用來做成花冠及花束，並且點燃篝火來象徵光明。

2大匙聖約翰草酊劑	2大匙檸檬香蜂草酊劑
2大匙含羞草酊劑	2大匙紅景天酊劑

1. 於量杯中，混合聖約翰草、含羞草、檸檬香蜂草和紅景天酊劑。

2. 將上一個步驟的混合酊劑倒入60ml的滴瓶中。

---

[15] 編按：聖約翰節（Feast of St. John）又稱為仲夏節，是歐洲北部地區居民在夏至來臨時的重要節慶，在東歐、中歐、英國、愛爾蘭、冰島等國家也會慶祝仲夏節。

3. 將酊劑貼上標籤並標記製造日期。

4. 取一滿滴管（25至30滴）放入30ml的水或是果汁服用，需要時一天可最多使用3次。

5. 將酊劑存放於乾燥陰涼處，保存期限長達數年。

冬日暖陽藥草茶

製作分量：30杯（1杯約250ml）

把這款藥草茶配方帶著去上班，白天時一邊工作、一邊啜飲，能讓你時時保持陽光般的好心情。

1/3杯檸檬香蜂草	蜂蜜（可依個人喜好添加）
1/3杯聖羅勒	
1/3杯玫瑰	檸檬（可依個人喜好添加）

1. 於大碗中，混合檸檬香蜂草、聖羅勒和玫瑰。

2. 將步驟1的混合藥草茶配方放入密封罐，貼上標籤並標記製造日期。

3. 沖泡時，在濾茶器裡加進一滿茶匙後，放入容量約300ml的茶杯中。

4. 以熱開水裝滿後，浸泡5分鐘，取出濾茶器。

5. 以蜂蜜和檸檬調味（依個人需求添加）給予你更多的陽光能量！

6. 盡情享受就行了。

7. 保存於涼爽乾燥且不會直接被陽光照射的地方，可存放一年。

慢性疲勞

有些疾病會導致慢性疲累，如果你長期感覺身體有一種說不出的疲勞感，你可能需要去醫院執行徹底的檢查。許多人都生活在一個高壓的環境裡，生活中的大小事總是讓我們疲累不堪——時間太少，而要做的事總是太多，有些自我要求比較高的人，更覺得自己必須要事事做到完美。許多人總是會說他們很累，卻又不知該怎麼改善生活來重整心靈和自我充電。這個時候，藥草就是你的救星！

轉換心情能量飲
製作分量：4杯（1杯約250ml）

這個配方所使用的藥草，能補給並調理你過勞的神經系統和腎上腺。蕁麻以醋提煉出更多的礦物質，其他藥草則是使用酒精基底的藥草酊劑，而蜂蜜是用來增加甜味。看你想如何使用此補飲（還可以做成美味的沙拉醬），如果不喜歡甜味，也可以選擇不加蜂蜜。

2又1/2杯蕁麻浸泡醋	2大匙南非醉茄酊劑
	2大匙黃耆酊劑
4大匙刺五加酊劑	1/2杯蜂蜜（可依個人喜好添加）

1. 取一個容量約1公升的瓶子，放入蕁麻浸泡醋、刺五加、南非醉茄和黃耆酊劑；蜂蜜可依個人需求添加。

2. 蓋上蓋子後充分搖晃均勻，使蜂蜜溶解於混合物中。

3. 在日間取1又1/2滴管，放入一小杯的水中或是直接服用。

4. 將補飲存放於室溫下，可永久保存。

> **Tip：**我喜歡將45ml的補飲加進我的水杯裡，在早上的時候喝掉。使用這個配方，可能會需要幾週的時間才能看到效果，但南非醉茄和刺五加幾乎可以立刻補充你的精力；而真正用來調理身體的蕁麻和黃耆，發揮功效的時間會慢一些。

恢復精力能量湯
製作分量：一杯

當一堆工作的截止日一步步逼近，而你只想放棄一切鑽回被窩時，最推薦使用這款能量湯。老實說，它的味道不是很可口，建議加入一點蜂蜜和檸檬調味，我個人喜歡把它加進鳳梨汁或是其他味道濃郁的果汁裡飲用。此配方能讓我恢復精力，讓我更有信心去堅持做完一堆令人心生膽怯的工作！

1茶匙南非醉茄	2杯水
1茶匙紅景天	蜂蜜（可依個人喜好添加）
1茶匙刺五加根	

1. 於一燉鍋放入南非醉茄、紅景天、刺五加和水，先以中大火加熱至煮沸，再以小火煮約20分鐘，直到鍋中液體水量減少至一半（即1杯的量）。

2. 將能量湯過濾後倒入杯子中，以蜂蜜增加甜味（依個人需求添加）。

3. 或者，可將一半分量的能量湯加入約500～1000ml的水或果汁中，於白天時慢慢飲用。

活力四射泡澡劑
製作分量：足夠使用一次

───────

通常泡澡是為了紓解和放鬆身心，但這次不一樣，這不但是個讓你能量滿點的泡澡配方，更是早上把自己叫醒的最好方法（如果你早上有時間泡澡的話）！因此，請避免在睡前使用此提振精神的泡澡劑。

1 小型棉布袋
1 大匙新鮮或乾燥的迷迭香

1 大匙新鮮磨碎的生薑

1. 在小型棉布袋中，放進迷迭香和生薑後，綁緊袋口。

2. 在浴缸裡放滿不會過燙的熱水，將布袋放入浴缸中。

3. 在跳進浴缸裡之前，播放你喜歡的音樂，讓你可以一邊泡澡、一邊跟著唱。

4. 享受泡澡15分鐘，或是直到水變得不夠熱為止。

5. 沖洗身體後以厚毛巾輕快地擦乾。

6. 迎接一天的挑戰吧！

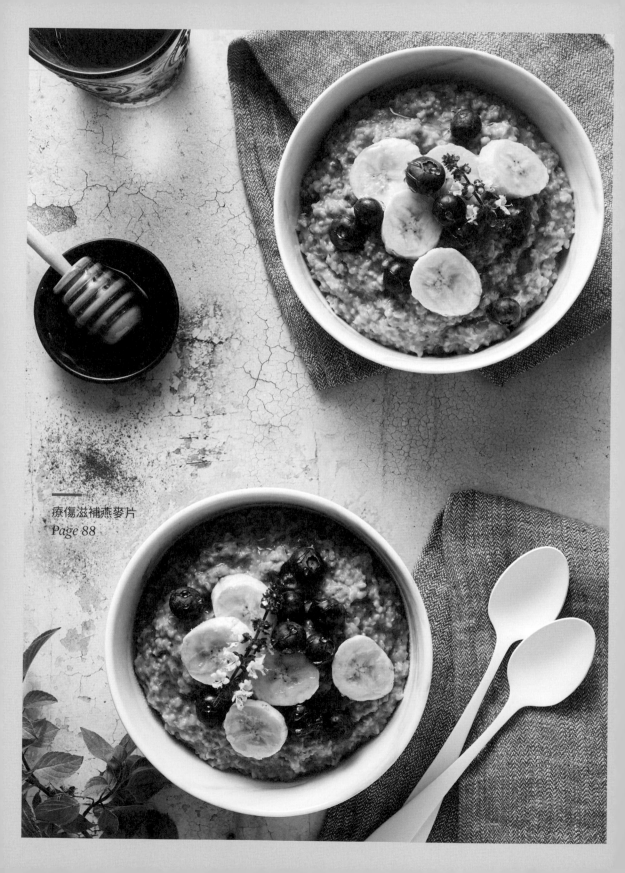

療傷滋補燕麥片
Page 88

Chapter 6

REMEDIES FOR HEARTBREAK AND GRIEF

失去至親的心痛

11款平復悲傷、撫慰心靈
以及幫助入眠的草本配方

　　在我們的一生中，沒有人能避免親朋好友離世的心碎和悲痛，我們長時間沉浸在深沉的悲傷中，通常還會自己另外加進些許愧疚。這樣的感覺，就像是世界正圍繞著你轉動，但你卻置身事外，只能往裡頭窺探著。有些人會真實感到他們的心被撕裂，而我們也都聽說過有老夫老妻在幾個小時內相繼去世的新聞，這都是因為被留下的另一半，無法承受心愛之人撒手人寰的事實。

　　面對至親的離開，走出悲傷本來就是很困難的事，但如果你不正視這個情緒，只會讓它深藏在心裡更久。不論是痛失父母、情人、孩子或是寵物，每個人面對這種事的反應都不盡相同，而你所呈現出的任何心痛都是能夠被理解的，這時候，藥草就能及時拉我們一把。

身心俱疲

作為一個照護者，特別是當自己親自照顧的病人走到生命的終點時，是許多人這輩子不得不面對的最大苦痛。一方面，我們替病人的狀況感到難過；另一方面，我們也因為自己的生活幾乎被照護工作所填滿而悲傷，而兩者相加更令我們深陷於痛苦之中。在這樣的情況下，我們可能會覺得寂寞、害怕，還可能產生愧疚和自我懷疑，幸好，這就是藥草能大放異彩的時候了。

療傷滋補燕麥片

製作分量：4人份

我們總認為病人才需要療傷期，但這是一個能同時幫助到病人以及照護者的食譜，它營養價值高、具滋補效果，吃起來也很有飽足感！

藥草浸泡液材料

2杯水

2大匙聖羅勒

3或4片黃耆切片

燕麥片

1杯鋼切燕麥粒[16]

2杯藥草浸泡液

1杯牛奶（任何一種）

一小撮鹽

1大匙肉桂

蜂蜜（可依個人喜好添加，當作配料）

香蕉（可依個人喜好添加，當作配料）

莓果（可依個人喜好添加，當作配料）

---

[16] 編按：鋼切燕麥粒（Steel-cut Oats）是將燕麥粒用鋒利鋼刀切成兩三段，相較於傳統燕麥片較少加工，所以更接近原型食物。

製作藥草浸泡液

1. 於小燉鍋中，放入水並燒開。

2. 加進聖羅勒和黃耆切片。

3. 蓋上鍋蓋，熄火後繼續悶15分鐘。

4. 取出後將藥草水過濾至一碗中，再加入足夠的水，讓浸泡液達2杯的分量。

5. 將浸泡液放在一旁備用。

製作燕麥片

1. 於中型燉鍋裡，放入燕麥粒、牛奶、鹽和肉桂，並加入先前製作好的2杯藥草浸泡液，仔細混合均勻。

2. 開中火將水煮滾，然後轉小火。

3. 不加蓋，以小火煮約15至20分鐘，直到煮成你喜歡的濃稠度，過程中偶爾攪拌一下。

4. 如果病人需要吃稀一點，可以在麥片煮好後加進溫牛奶稀釋。

5. 稍微放涼後再食用。如需添加配料，可放上切片或泥狀香蕉、莓果並淋上一點蜂蜜。

6. 剩下的燕麥片可以再加熱，但可能會需要多加點液體，避免過於濃稠。

> **Tip：**如果時間不夠，可以用水代替藥草浸泡液，然後在煮燕麥片時，加進各一茶匙的黃耆和聖羅勒酊劑至鍋中。

不再流淚酊劑

製作分量：2盎司（約60ml）

這個配方對我來說有神奇的療效，有機會

我就會分享給有需要的人。有一年我正在照顧一位臥病在床的親人，每天不中斷的照護令我無法喘息；那幾年，也是我女兒待在家裡的最後幾年，之後她就要畢業在外獨立生活了，而我卻無法好好享受有她陪伴的時光。每一天，我都在好幾種不同的情緒中打轉，而且每一個情緒都很糟糕。我在藥草討論區中發現了聖羅勒，我便將它和含羞草混合後使用看看，當時我不期待會有什麼療效。但15分鐘過後，我發現我不再默默流淚，我的掙扎痛苦已經被暫時移除，讓我可以與痛苦的情緒保持安全距離，不再被傷心淹沒。

2大匙聖羅勒酊劑　　2大匙含羞草酊劑

1. 於量杯中，混合聖羅勒和含羞草酊劑。

2. 將上一個步驟的混合酊劑倒入60ml的滴瓶中。

3. 將酊劑貼上標籤並標記製造日期。

4. 取1到2滿滴管（25至50滴）放入30ml的水或是果汁服用，視個人需要，一天最多可使用4次。

5. 將酊劑存放於乾燥陰涼處，保存期限長達數年。

哭到頭痛

　　彷彿感覺憂鬱還不夠慘，那些流下的眼淚常常還會引起頭痛。不管是因為忍著眼淚或是因為大哭到無法呼吸，肌肉緊繃和鼻塞等身體不適，都會讓悲傷的情緒變得更糟糕。

舒緩疼痛藥草茶
製作分量：15杯（1杯約250ml）

一杯好喝的熱茶碰到味蕾時，能幫助舒緩肌肉疼痛並緩解鼻塞症狀，這個配方中的藥草可以放鬆並幫助你維持思緒清晰。

1/4杯洋甘菊　　　　1片新鮮生薑片
1/4杯薄荷　　　　　（飲用時一杯放一片）
　　　　　　　　　　蜂蜜
　　　　　　　　　　（可依個人喜好添加）

1. 於小碗中，混合洋甘菊和薄荷。

2. 將步驟1的混合藥草茶配方放入密封罐，貼上標籤並標記製造日期。

3. 準備沖泡時，放入1片生薑片在容量約300ml的茶杯中。

4. 在濾茶器裡加進一滿茶匙後，放入茶杯。

5. 以熱開水裝滿後，浸泡3到5分鐘，取出濾茶器。

6. 以蜂蜜增加甜味（依個人需求添加）。

7. 盡情享受放鬆舒緩的感覺。

8. 保存於涼爽乾燥且不會直接被陽光照射的地方，可存放一年。

不鼻塞蒸氣
製作分量：足夠使用一次

帶有治療效果的溫熱蒸氣，加入具滲透力又舒緩的藥草能量，用幾分鐘的時間好好寵愛自己，就是另一種治療頭痛的方式。

2大匙薰衣草　　　　4杯水

2大匙薄荷

1. 取一個耐熱的碗，放入薰衣草和薄荷。

2. 取一小鍋，將水加熱至接近水滾。

3. 把碗放在桌上，在碗的前面坐下。

4. 將熱水倒入裝著藥草的碗裡。

5. 將一條毛巾披在你的肩膀上，並向前傾、靠近碗的上方。

6. 將毛巾蓋住頭，使其形成一個帳篷狀，藉此聚集並保留蒸氣，讓你能吸進藥草蒸氣。

> **Tip**：我有輕微的幽閉恐懼症，不太喜歡這樣的蒸氣方式，因此我個人不會使用毛巾把頭蓋住，發現這樣還是非常有效。

心碎症候群

當你感到極度悲痛，身體感受到的壓力會造成間歇性的心悸，讓你感到手足無措。當記憶和情緒如潮水般湧入時，身體會以出乎意料的方式做出反應，而以下的配方能舒緩在極度哀痛中運作過度的心臟及神經。請注意：千萬別忽視胸痛或是呼吸困難等徵兆，當你出現這些症狀，請立刻前往醫院接受治療。

緩解心悸藥草茶

製作分量：20杯（1杯約250ml）

這裡使用的藥草泡成茶很好喝，而停下腳步、花點時間喝杯茶的動作，就有助於你沉澱心情、把自己拉回生活的軌道。這款茶由相同分量的三種藥草製成，如果覺得使用酊劑比較方便，也可以用同樣的比例製作成酊劑配方，不管是製成茶是酊劑，效果都一樣良好。

1/4杯山楂漿果、　　2大匙燕麥胚芽

葉子和花　　　　　1/4杯銀杏

2大匙燕麥桿

1. 於小碗中，混合山楂、燕麥桿、燕麥胚芽和銀杏。

2. 將步驟1的混合藥草茶配方放入密封罐，貼上標籤並標記製造日期。

3. 沖泡時，在濾茶器裡加進一滿茶匙後，放入容量約300ml的茶杯中。

4. 倒入熱開水後，浸泡5到7分鐘，取出濾茶器。

5. 一天飲用1到2杯。

6. 保存於涼爽乾燥且不會直接被陽光照射的地方，可存放一年。

穩定心緒酊劑

製作分量：4盎司（約120ml）

為心和靈魂帶來慰藉的小幫手來了！這款酊劑具有舒緩和穩定心情的作用，能幫助包括心悸症狀的多種不適，對神經系統也有放鬆效果，同時照顧你的身體和心靈。

3大匙山楂酊劑　　　1大匙西番蓮酊劑

3大匙益母草酊劑　　1大匙玫瑰酊劑

1. 於量杯中，混合山楂、益母草、西番蓮和玫瑰酊劑。

2. 將上一個步驟的混合酊劑倒入60ml的滴瓶中。

3. 將酊劑貼上標籤並標記製造日期。

4. 取一滿滴管（25至30滴）放入30ml的水或是果汁服用，一天最多使用4次。

5. 將酊劑存放於乾燥陰涼處，保存期限長達數年。

負面情緒

　　當身邊每件事都開始失控時，好像總是會出現更糟的狀況。但是，相信我，如果你試著去改變心境，就不會一直想到這些不好的事情。當我們抵擋不住排山倒海的負面情緒時，在那個當下總是難以辨別是非，因此我準備了幾種療法選項，在雪球越滾越大之前就先制止住你的負面想法，或許我們還能把雪球融化！

強化神經能量飲
製作分量：4盎司（約120ml）

如果你正面臨長期抗戰的情況，而你感到快要承受不住了，每天服用含有適應原特性的藥草，就是主動去改善眼前棘手局面的好方法。

2大匙燕麥胚芽酊劑	2大匙刺五加酊劑
2大匙西番蓮酊劑	2大匙黃耆酊劑

1. 於量杯中，混合燕麥胚芽、西番蓮、刺五加和黃耆酊劑。

2. 將上一個步驟的混合酊劑倒入60ml的滴瓶中。

3. 將酊劑貼上標籤並標記製造日期。

4. 取1到2滿滴管（25至50滴）放入30ml的水或是果汁服用，或者一天使用2次。

5. 將酊劑存放於乾燥陰涼處，保存期限長達數年。

遠離塵囂泡澡劑
製作分量：足夠使用16次

讓藥草來撫慰你的心吧！使用這些具有香氣的藥草來泡澡，加入可以放鬆緊繃肌肉的鎂鹽，這個加上牛奶的配方還能柔嫩你的皮膚，同時撫平你的情緒波動。

1杯玫瑰	1杯奶粉（任一種）
1杯接骨木花	1杯鎂鹽

1. 於大碗中，混合玫瑰、接骨木花、奶粉和鎂鹽。

2. 將泡澡配方放入密封罐，貼上標籤並標記製造日期。

3. 使用時，將1/4杯泡澡劑放進一棉布袋或是濾茶器中。

4. 把裝有藥草的布袋放在耐熱碗裡，加入剛燒開的熱水。

5. 用熱水浸泡出濃郁的藥草茶，同時開始在浴缸放水。

6. 將藥草茶直接加入浴缸水中，接著進去泡澡。

7. 浸泡身體並放鬆至少15分鐘。

8. 將剩下的泡澡劑保存於涼爽乾燥且不會直接被陽光照射的地方，可存放一年。

> **Tip**：如果家裡沒有奶粉，也可以用2杯鮮奶替代，直接加入浴缸裡；如果你沒有裝藥草的棉布袋或是濾茶器，急著要泡澡時就用一隻襪子，放進藥草後打個結即可。

逆境重生抗壓酊劑
製作分量：4盎司（約120ml）

────────

使用這款酊劑，你將會獲得一股力量，來幫助你面對世界丟過來的難題。生活的確不容易，每天都會面對許多艱難的任務，而你必須適時休息、消除壓力、增強免疫系統，才能重新獲得承擔一切的能力。

3大匙加州罌粟酊劑　　1大匙聖羅勒酊劑
3大匙藍色馬鞭草酊劑　1大匙接骨木漿果酊劑

1. 於量杯中，混合加州罌粟、藍色馬鞭草、聖羅勒和接骨木漿果酊劑。

2. 將上一個步驟的混合酊劑倒入60ml的滴瓶中。

3. 將酊劑貼上標籤並標記製造日期。

4. 取25至40滴放入30ml的水或是果汁服用，最好是在泡完熱水澡之後的夜晚使用。

5. 將酊劑存放於乾燥陰涼處，保存期限長達數年。

睡眠中斷或做惡夢

心碎和悲痛的情緒可能會引發很多潛意識的擔憂，讓你不時思考著：這種情況會不會影響我的未來？我之後的生活還能恢復正常嗎？各種擔心和憂慮在我們的腦中漂浮游移，導致睡夢中也會出現相同的場景，甚至讓我們從惡夢中驚醒後繼續煩惱。如果想要改善睡眠問題，可以試試口服用鎂劑或是使用鎂鹽泡澡，睡前閱讀書籍（一本實體書，不是電腦或手機螢幕上的文字）也是一個好方法，不要選擇太刺激或是恐怖的內容，這樣就能幫助你的大腦進入良好的睡眠狀態。

好夢枕
製作分量：一個

────────

藥草不一定需要食用或是塗抹在身上才能發揮功效，也可以藉由吸入香氣來達到效果。以下要介紹的香氛療法，就是使用薰衣草的香味來製造靜心的睡眠情境，這個小香包可以放在你的枕頭下，或是放在床邊的桌子上。

約23×33公分的　　2杯薰衣草
厚織棉布

1. 將棉布較長的一面對折成一半，正面朝內，對折後長約23公分、寬約16.5公分。

2. 將一短邊及一長邊縫合，注意要預留約1公分的縫份。

3. 將布包由內向外翻轉過來。

4. 裝進薰衣草。

5. 把剩餘的最後一短邊縫合。

6. 將香包枕放在床上靠近枕頭的地方，讓你能隨時聞到香味的地方。

> **Tip**：薰衣草會持續散發出香味，直到被壓碎成粉末狀；而即使被磨成粉末狀，還是會隱約散發出香氣！

一覺到天亮魔法飲
製作分量：4盎司（約120ml）

這是一個為了平息那些重複出現的擔憂思緒而特製的配方，能夠溫和地穩定心情，讓你的睡意不再難以捉摸，這款魔法飲對於那些長期受失眠所苦的人來說非常有效。特別是如果你容易在半夜突然醒來，並且難以再次入睡，我會建議你睡前準備好一杯水，加入一劑量魔法飲後，放在床邊隨時備用。

4大匙加州罌粟酊劑　2大匙薰衣草浸泡蜂
2大匙西番蓮酊劑　蜜

1. 於量杯中，混合加州罌粟和西番蓮酊劑，加入蜂蜜後充分混合均勻。

2. 將上一個步驟的混合酊劑倒入60ml的滴瓶中。

3. 將酊劑貼上標籤並標記製造日期。

4. 於睡前取30至40滴服用。

5. 將酊劑存放於乾燥陰涼處，保存期限長達數年。

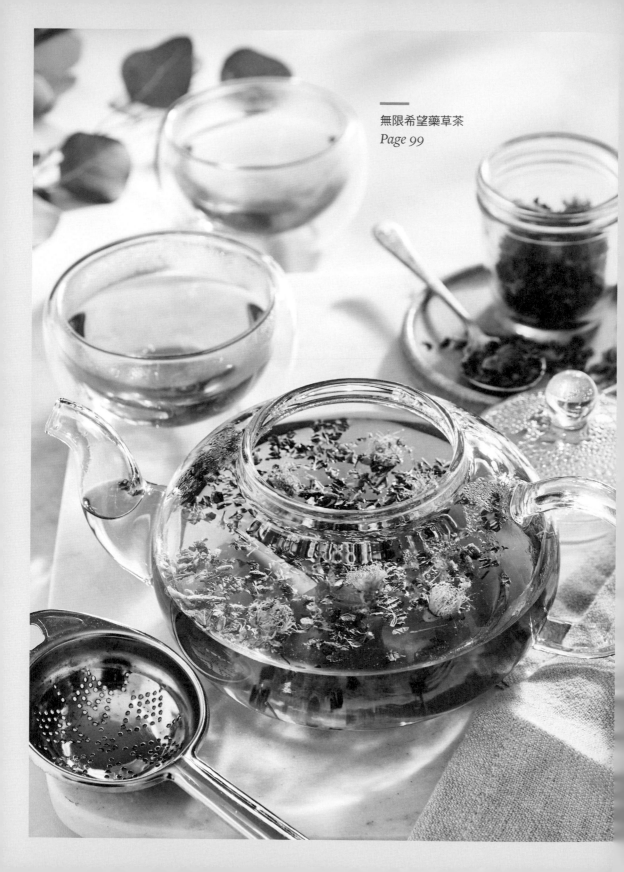

無限希望藥草茶
Page 99

Chapter 7

無力感和自我懷疑

—— 10款擺脫低迷、振奮心情
以及找回勇氣的草本配方

　　如果你有照顧年長者的經驗，你可能最容易從他們身上看到這些情緒：對未來感到恐懼、自我懷疑、匱乏感等等，讓他們常常跟照顧自己的人吵架，並且表現出妄想、猜忌或疑神疑鬼等症狀。不幸的是，這樣的能量似乎具有傳染性，長時間待在有這種負面情緒的人身旁，可能會拉著你一起向下沉淪，你自己也會過得不開心。

　　請靜下來思考一下，現在你是否正經歷這些壓迫性的情緒呢？請嘗試看看藥草、運動、陽光、冥想和正向思考，這些都會對你有所幫助，讓你用更加積極正面的角度去看事情。

身體疼痛

當你感到肌肉疼痛無力、關節不舒服時，可能是自體免疫系統失調和睡眠不足所引起（還有許多其他的因素），有時還會讓你感到十分焦慮，既亢奮又覺得疲累。雖然聽起來有點反其道而行，但只要在身體狀態允許的情況下，最好做些運動，讓瑜珈、太極或是簡單的散步來幫助你緩解疼痛感。如果你可以找個朋友幫你一起維持做運動的習慣，說不定還能變成你一天當中最放鬆的時光。

消除疼痛舒眠酊劑
製作分量：4盎司（約120ml）

這是一款很棒的配方，除了幫助減緩疼痛感，還能讓你放鬆入眠，同時也具有抗憂鬱的藥性。

3大匙美黃芩酊劑　　　2大匙纈草酊劑
3大匙藍色馬鞭草酊劑

1. 於量杯中，混合美黃芩、藍色馬鞭草和纈草酊劑。

2. 將上一個步驟的混合酊劑倒入60ml的滴瓶中。

3. 將酊劑貼上標籤並標記製造日期。

4. 需要時，取一滿滴管（25至30滴）放入30ml的水或是果汁服用。

5. 將酊劑存放於乾燥陰涼處，保存期限長達數年。

放鬆肌肉按摩精油
製作分量：5盎司（約150ml）

如果你經常會發生肌肉抽筋的問題，先確認自己平日的飲食中是否攝取了足夠的鎂和鈣。服用檸檬酸鎂是一種有效讓人體吸收鎂方式，但由於它同時具有通便的效果，如果不適合你，可以選擇更容易買到的氧化鎂及甘氨酸鎂。以鎂鹽泡澡也是另一個攝取鎂的好方法，吃富含鎂的食物也可以，例如黑巧克力。使用此藥草油在你痠痛的肌肉上按摩，能夠帶來舒緩痠痛的效果。

1/2杯薰衣草浸泡橄欖油　　2大匙迷迭香浸泡橄欖油

1. 將薰衣草浸泡橄欖油和迷迭香浸泡橄欖油倒入一個不會破的瓶子混合均勻，建議使用掀蓋式瓶蓋以控制流量。

2. 需要時，直接倒出精油在皮膚上按摩。

3. 存放於陰涼處，在6個月內使用完畢。

> **Tip：**在此配方中，最好使用塑膠瓶。因為用玻璃瓶來保存油類會讓瓶身變得很滑，提高瓶子掉落和打破的風險。

腸胃絞痛

在我們情緒低落時，有時會形容「心裡感覺像是有什麼東西被吞噬了」，但是除了情緒之外，肚子不舒服其實更接近「有人在啃咬你的腸胃」，因為那感覺真

的超級痛！腸胃之所以會絞痛，是構成消化系統的平滑肌抽筋或痙攣的緣故，這時你可以利用具有舒緩、柔滑且帶有黏液質地的植物來放鬆那些肌肉，同時也能保護被過多胃酸破壞的胃黏膜。需要舒緩你的腸胃時，可以立刻試試以下介紹的這幾個藥草療法。

溫暖腸胃滴劑
製作分量：2盎司（約60ml）

情緒上的心煩意亂可能會造成身體不適，最常發生的症狀之一就是腸絞痛，這個酊劑配方能幫助你放鬆肌肉，舒緩疼痛感。除了製作成酊劑之外，相同的配方也能使用乾燥藥草製成藥草茶，但因為纈草根茶喝起來非常苦，所以製成藥草茶時，可以不要放纈草，將其他三種藥草以同等分量製成茶，每次飲用前另外加入一片新鮮生薑即可。

1大匙貓薄荷酊劑	1大匙薄荷酊劑
1大匙洋甘菊酊劑	1大匙纈草酊劑

1. 於量杯中，混合貓薄荷、洋甘菊、薄荷和纈草酊劑。

2. 將上一個步驟的混合酊劑倒入60ml的滴瓶中。

3. 將酊劑貼上標籤並標記製造日期。

4. 需要時，取15至20滴放入30ml（或更少）的水服用。

5. 將酊劑存放於乾燥陰涼處，保存期限長達數年。

舒緩腸躁症藥草茶
製作分量：1夸脫（約1公升）

如果你是容易患有腸躁症的體質，或是任何一種免疫系統反應過度所導致的腸胃問題，這或許是因為長時間壓力過大而產生的身體症狀。腸躁症可能會發生在每個人身上，所以當腸胃不適造成你生活上的困擾時，就可以喝這款茶，來溫暖並舒緩腸胃，同時進行調理；車前草對於癒合組織有很好的療效。此配方使用冷泡法，需要浸泡的時間較長，因此最好在要飲用的前一晚先製作完成。

1大匙車前草	2片黃耆切片
1大匙藥蜀葵根	1大匙薄荷
1大匙玫瑰	

1. 取一個容量約1公升的瓶子，混合車前草、藥蜀葵根、玫瑰、黃耆和薄荷。

2. 以冷水裝滿瓶子。

3. 蓋上蓋子後，把冷泡藥草茶放進冰箱靜置過夜。

4. 早上時，將藥草茶取出來過濾，一整天任何時刻皆可飲用。

自我否定

　　每個人的腦子裡都有一捲隨時在播放給自己聽的錄音帶，這些聲音可能從很小的時候就開始出現了，隨著每年每月的時間過去，我們讓這些聲音變成專屬於自己的配樂，或是叫做「自言自語」。當你感

覺人生充滿光明的時候，那些腦裡的錄音帶會對你說好話，或是你可以把負面的故事關小聲一點；然而，當你正在咬牙與痛苦和怨恨奮戰時，這些錄音帶就會變得自欺欺人，不停地慫恿你緊抓著那些滿懷冤屈的記憶，讓你貶低自我價值。而當你處於那樣的狀態下，最好的辦法就是把錄音帶的聲音關得越小聲越好。一旦你開始感覺自己變堅強了，你才能去冷靜檢視你對你自己所說過的那些字句，然後努力去改寫那些故事。

放下怨恨香料飲
製作分量：2人份

在寒冷的冬夜裡喝這杯熱飲，讓人感覺特別舒服。這杯由經典療癒飲品所改良而成的熱飲，製作材料十分有彈性，可以依照個人喜好更改作法，像是以熱水浸泡藥草、使用藥草浸泡的蜂蜜，或是完全換成不同的藥草。以下是為了跟別人一起分享的用量，如果只有一個人要享用，請把以下的材料減半。

1又1/2杯熱水	1大匙山楂酊劑
1大匙蜂蜜	1大匙檸檬香蜂草酊劑
2大匙薰衣草浸泡醋	2塊檸檬切角

1. 於量杯中，加入水、蜂蜜和薰衣草浸泡醋，充分攪拌混合均勻。

2. 加入山楂和檸檬香蜂草酊劑後，再次攪拌混合均勻。

3. 將熱飲分成兩杯。

4. 以檸檬角裝飾後趁熱享用。

安定心神複方酊劑
製作分量：4盎司（約120ml）

記得你九歲時被鄰居抓到你偷摘他家的鬱金香嗎？還是有一次上體育課，因為你不想跑步所以就撒謊說你受傷了？記得當時你傷透了某個人的心嗎？所有人生中會讓你感到不舒服的片段，彷彿全部擺放在你大腦裡的書架上，等著隨時要折磨你——沒有任何理由，但你想到就是會痛一下。而此藥草配方的功效，就在於幫助你停止內心裡無止盡的喋喋不休，讓你的大腦能夠好好休息。

2大匙西番蓮酊劑	1大匙纈草酊劑
2大匙聖約翰草酊劑	2大匙燕麥胚芽浸泡醋
2大匙南非醉茄酊劑	

1. 於量杯中，混合西番蓮、聖約翰草、南非醉茄和纈草酊劑，加入燕麥胚芽浸泡醋後充分混合均勻。

2. 將步驟1的混合酊劑倒入120ml的滴瓶中（或是兩個60ml的滴瓶）。

3. 將酊劑貼上標籤並標記製造日期。

4. 取25至30滴服用，一天最多服用3次。

5. 將酊劑存放於乾燥陰涼處，保存期限長達數年。

開懷大笑含羞草滴劑
製作分量：可使用30次

你知道臉部的微笑肌肉能夠釋放腦內啡，讓你感覺到快樂嗎？90年代中期，我第一次參加另類療法課程時，學到了這個知識，在那之後我也閱讀過很多研究文章，研究證實微笑不但可以增強免疫力，還能減輕壓力及憂鬱症！就像有人說「假裝久了就會變真的」這個道理，你的大腦無法分辨「真笑」和「假裝微笑」的差別，而被稱為「快樂樹」的含羞草能幫助你時時記得微笑，讓你找到發自內心的快樂感。

2大匙含羞草酊劑

1. 在你早上泡好的任何一杯茶中，加入25滴含羞草酊劑。

2. 另外在你的水壺中加入25滴含羞草酊劑，在白天時隨時飲用。

3. 記得常常提醒自己要微笑！不為別人，而是為了你自己。

> **Tip**：一滿滴管約可容納25至30滴的劑量，因此一瓶30ml的滴瓶可裝30滴管量的酊劑。

無限希望藥草茶
製作分量：15杯（1杯約250ml）

我超愛這配方，它會把沉重的心情變輕盈，而且加入一點蜂蜜喝起來更加美味！

1/4杯檸檬香蜂草　　1大匙薰衣草
1/4杯含羞草樹皮
（也可以用花）

1. 於大碗中，混合檸檬香蜂草、含羞草和薰衣草。

2. 將步驟1的混合藥草茶配方放入密封罐，貼上標籤並標記製造日期。

3. 沖泡時，在濾茶器裡加進一滿茶匙後，放入容量約300ml的茶杯中。

4. 倒入熱開水後，浸泡5到7分鐘，取出濾茶器。

5. 一天飲用1或2杯。

6. 保存於涼爽乾燥且不會直接被陽光照射的地方，可存放一年。

甩掉煩躁藥草茶
製作分量：40杯（1杯約250ml）

我喜歡這個配方的原因之一，就是它不但能夠幫你擺脫焦躁的情緒，也能補強你的免疫系統，而這正是當你處於情緒勞損的情況時最需要的援助。我的家人在冬天裡會大量飲用這款藥草茶，用來加強免疫力和預防煩躁心情。

1/2杯聖羅勒　　　　2大匙接骨木漿果
1/4杯含羞草樹皮　　2大匙玫瑰
1/4杯檸檬香蜂草

1. 於中碗中，混合聖羅勒、含羞草、檸檬香蜂草、接骨木漿果和玫瑰。

2. 將步驟1的混合藥草茶配方放入密封

罐，貼上標籤並標記製造日期。

3. 沖泡時，在濾茶器裡加進一滿茶匙後，放入容量約300ml的茶杯中。

4. 倒入熱開水後，浸泡5到7分鐘，取出濾茶器。

5. 一天飲用1或2杯。

6. 保存於涼爽乾燥且不會直接被陽光照射的地方，可存放一年。

重獲新生酊劑
製作分量：2盎司（約60ml）

暴躁其實是一種自我防禦的情緒，因為這會讓別人故意疏遠我們，或是惡意還擊。當你的腦子正被困在不好的狀態下時，改變你看事情的角度就是讓你重生的最好機會，而這款酊劑配方能溫柔地帶領你走向更明亮的處世態度。

2大匙美黃芩酊劑　　2大匙益母草酊劑

1. 於量杯中，混合美黃芩和益母草酊劑。

2. 將上一個步驟的混合酊劑倒入60ml的滴瓶中。

3. 將酊劑貼上標籤並標記製造日期。

4. 取一滿滴管（25至30滴）服用，一天最多使用3次。

5. 將酊劑存放於乾燥陰涼處，保存期限長達數年。

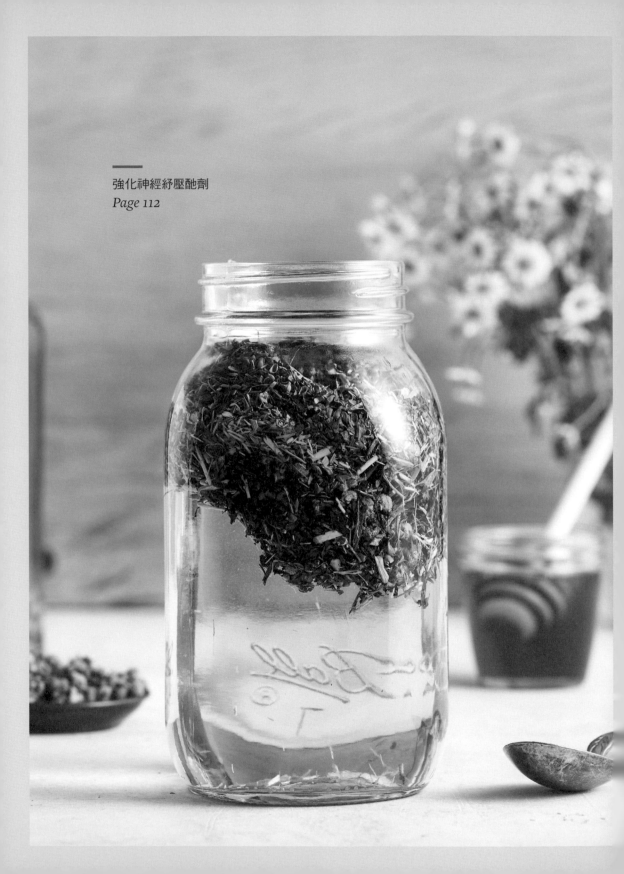

強化神經紓壓酊劑
Page 112

Chapter 8

壓力

30款釋放壓力、消除疼痛
以及增強免疫力的草本配方

　　壓力會導致心理上、生理上與行為上的改變，而每個人在生活中都會有某種程度上的壓力，這是誰都無法避免的。既然我們無法阻止壓力產生，就必須好好學習如何在身、心、靈的層面上應對，才能真正擁有健康。你可以探究壓力的來源、試著找出造成問題的癥結，同時採取像是呼吸法、冥想、瑜珈、按摩和運動等方式來減輕壓力。此外，在植物的世界裡也不少強而有力的藥草，具有紓解壓力的功效。

當你感受到壓力時，我們會進入一種「或戰或逃」的反應機制，這是一種從史前時代為了適者生存而流傳下來的自然反應。作為現代人，我們必須努力去控制住這個反應——這就讓人感到壓力更大了！這種情況就像是，當你想要坐在位子上專心工作時，老闆卻突然把你叫進他的辦公室，這時你的反應不可能是逃跑或者跟他宣戰。當一個人遭遇令人感到壓力的事情時，例如一場車禍，大部分的人都能夠保持冷靜，並抑制住想逃跑的欲望，然而，這並不表示你的身體沒有對與生俱來的「或戰或逃」反應做出回應；因為實際上，你整個身體機能系統裡早已經被腎上腺素和皮質醇（壓力荷爾蒙）淹沒了！這時你的心跳會加快，導致你的血壓上升，血液會流進你的肺部、肌肉和軀體，減少在四肢裡的流動。你的呼吸會變得更深、更急促，為了吸進更多氧氣來迎戰眼前的威脅。現在的你，就是一個蓄勢待發的戰鬥模式。

有時候，壓力是正向的，讓我們在面臨威脅時能夠快速反應。許多人都聽說過人們在危急時刻會做出類似超人般的舉動來拯救別人的故事；新手爸媽則是需要這樣的壓力，為了他們要負責照顧的新生兒提高警覺性。壓力可以幫助我們撐過工作面試或是大學期末考；就我個人的情況來說，我很喜歡截稿日帶來的壓力，並且需要它來讓我的生活保持穩定，那樣的壓力對我而言，是展現榮耀光輝的時刻。

當威脅過去了，你很快就會回歸平靜，然後繼續過日子。但有些時候威脅發生得太快，有些時候壓力會持續存在。當你無法回復原狀，壓力的反應機制就會造成生理上的傷害，並侵蝕你的情緒健康。壓力能影響你所有的器官、所有的感官，甚至是你的思緒和夢境。因此，為了你的生活品質著想，不能讓壓力支配你的人生，這時就能使用藥草的力量來助我們一臂之力。

頭昏眼花

你是否曾感覺到身體搖搖晃晃、笨手笨腳、不由自主地東碰西撞？也許你會很訝異，其實這樣的狀況與壓力相關，很有可能是壓力正在干擾你的神經，而神經系統正是幫助你維持平衡感及站穩腳步上的重要角色。有些人會因此到醫院接受神經傳導檢查，就可以看出神經系統如何受壓力所影響。這個檢查，通常也用來判定是否患有腕隧道症候群。

接上電流後，正中神經會受到刺激，接著就可以觀察人體的反應。在受到壓力的情況下，身體會產生許多不同的荷爾蒙、有毒廢物以及化學物質，而貫穿人體的神經衝動容易被這些物質影響，造成速度減緩或是短路。

這時候的你，必須確保自己攝取足夠的水分及營養，深沉的呼吸也十分重要。以下列出的藥草配方主要可以幫助你的血

液流動、提高自覺性，並且能抑止噁心不適（類似暈車的感覺）。

找回身心平衡酊劑

製作分量：2盎司（約60ml）

———

大學時期，有一次我錯過了交報告的期限，而我的教授一點寬容的彈性也不給。那是一份期末報告，那段時間是我非常難熬的一段時期。

當時我剛跟男朋友分手，我的心情很糟，當我站在走廊上等著進教室時，我看著眼前的地板和牆壁都變成了波浪狀。當然它們實際上沒有任何改變，我只是因為要面對那個教授，感到巨人的壓力向我襲來。在當時的年紀，我沒有任何放鬆的管道，也不具備任何藥草相關知識，而我現在回頭看，我想這個酊劑配方對那時的我而言，肯定會帶來很大的幫助。

1大匙南非醉茄酊劑	1/2大匙薑酊劑
1大匙貓薄荷酊劑	1/2大匙聖羅勒酊劑
1大匙銀杏酊劑	

1. 於量杯中，混合南非醉茄、貓薄荷、銀杏、薑和聖羅勒酊劑。

2. 將上一個步驟的混合酊劑倒入60ml的滴瓶中。

3. 將酊劑貼上標籤並標記製造日期。

4. 取一滿滴管（25至30滴）放入30ml的水中服用，一天最多使用3次。

5. 將酊劑存放於乾燥陰涼處，保存期限長達數年。

解壓提神藥草茶

製作分量：35杯（1杯約250ml）

———

忙到團團轉？有點笨手笨腳還失去平衡感嗎？一直不小心撞到東西？現在在就去燒一壺開水，先坐下來喝杯茶，好好休息一下吧！

1/4杯銀杏	2大匙薑
1/4杯貓薄荷	1大匙紅景天
1/4杯洋甘菊	蜂蜜（可依個人喜好添加）
2大匙迷迭香	
2大匙玫瑰	檸檬（可依個人喜好添加）

1. 於碗中，混合銀杏、貓薄荷、洋甘菊、迷迭香、玫瑰、薑和紅景天。

2. 將步驟1的混合藥草茶配方放入密封罐，貼上標籤並標記製造日期。

3. 沖泡時，在濾茶器裡加進一滿茶匙後，放入容量約300ml的茶杯中。

4. 以熱開水裝滿後，浸泡至少5分鐘，取出濾茶器。

5. 以蜂蜜和檸檬調味（依個人需求添加）。

6. 暫停使用大腦思考幾分鐘，好好享受喝茶的時光。

7. 保存於涼爽乾燥且不會直接被陽光照射的地方，可存放一年。

身體緊繃

在充滿壓力的情況下，不知不覺中就會讓你的身體隨時處於緊繃狀態。瑜珈、

按摩和冥想都有助於你自我察覺這種慣性緊繃。有一次，我陪我先生花上一整天做一件必要卻讓人不太愉快的事——全身健康檢查。隨著時間過去，他的肩膀離他的耳朵越來越靠近，我就提醒他，「放鬆你的肩膀。」我知道他一定覺得我很囉唆，但我只是在試著幫助他自己看見，他的身體面對壓力時會如何反應。

　　大部分能夠減緩身體緊繃的藥草製品都帶有很苦的味道，所以酊劑是最無負擔的服用方式。

天然草本護唇膏
製作分量：3小盒（約15g）或管狀

當你處在壓力下，很常見的壞習慣就是舔、咬或是拉扯嘴唇，跟咬指甲一樣。製作具有舒緩功效且溫和的護唇膏非常簡單，此配方足夠製作出三條約15g的管狀護唇膏，讓你可以放在所有的手提包裡，不怕出門時忘記帶。

3/4茶匙蜂蠟顆粒	1大匙薄荷浸泡橄欖油
1大匙薰衣草浸泡橄欖油	1大匙車前草浸泡橄欖油

1. 在一放有1/3滿水的鍋子裡，另外放入一個耐熱的碗，碗中加入蜂蠟，薰衣草、薄荷及車前草浸泡的橄欖油。

2. 開小火隔水加熱，輕輕攪拌直到蜂蠟液化，並與橄欖油充分混合。

3. 將步驟1的混合液小心倒入3個護唇膏鐵盒或是管狀容器中。

4. 需要時，隨時可塗抹於乾裂的嘴唇上。

白天黑夜二合一泡腳配方
製作分量：足夠泡一次

當你腳痛時，最後常常會演變成全身都在痛。當人正經歷體力不支或是精神狀況走下坡時，身體重量會往下沉至臀部，迫使他們拖著不開心的腳步走路。不過，這個症狀只要經過15至20分鐘的泡腳療法就能扭轉局面。你所需要的是一個耐用的泡腳容器，大小要足夠放進你的雙腳和8公升以上的水，另外建議到手工藝品店購買一包通常是用來放在花瓶裡固定植物根莖的彈珠，這些彈珠能夠在泡腳過程添加按摩的作用！

白天振作

1又1/2大匙迷迭香	1小片新鮮生薑或是1/4茶匙乾燥薑
1又1/2大匙薄荷	彈珠（可依個人喜好添加）

晚間放鬆

1大匙薰衣草	1大匙聖約翰草
1大匙車前草	

1. 將藥草放進棉布袋中備用。

2. 將藥草布袋放入一耐熱容器，倒入約1000ml的熱開水以製作出濃茶。

3. 如希望有按摩效果，將彈珠放在泡腳用的盆子底部。

4. 在盆子裡加進接近室溫的水至半滿。

5. 加入泡好的藥草茶。

6. 如有需要，可自行加入冷水調整水溫。

7. 泡腳時，利用彈珠來按摩你的腳底，當雙腳在熱水中感覺暖和之後，你會發現彈珠能夠神奇地解開腳裡的氣結。

8. 泡腳結束後，將彈珠沖洗乾淨，就能準備好下次再次使用。

頭肩頸不緊繃酊劑
製作分量：2盎司（約60ml）

當你壓力大時，你會下意識地咬緊牙關，把你的肩膀朝耳朵緊縮，還會將你的舌頭緊緊頂在上顎。經過一段時間之後，這樣的習慣會導致下巴痠痛、牙齒可能會碎裂，頸部及肩膀都會感到疼痛。這款酊劑很適合跟腹部藥草熱敷墊（第65頁）搭配使用，能消除緊繃並促進身體放鬆。

| 2大匙美黃芩酊劑 | 1/2大匙纈草酊劑 |
| 1大匙西番蓮酊劑 | 1/2大匙藍色馬鞭草酊劑 |

1. 於量杯中，混合美黃芩、西番蓮、纈草和藍色馬鞭草酊劑。

2. 將上一個步驟的混合酊劑倒入60ml的滴瓶中。

3. 將酊劑貼上標籤並標記製造日期。

4. 取一滿滴管（25至30滴）放入30ml的水或果汁服用。如有需要，可於30分鐘後服用相同的劑量。

5. 將酊劑存放於乾燥陰涼處，保存期限長達數年。

告別下背痛酊劑
製作分量：2盎司（約60ml）

壓力有時會讓我背部下方的肌肉痙攣，讓我一整天做什麼事情都不對勁，而這只會讓我壓力更大，造成惡性循環。當你發現背部有肌肉痙攣的徵兆時，就是另一個讓腹部藥草熱敷墊（第65頁）派上用場的時候，再加上此酊劑，並另外做一些加強核心及紓解痙攣的伸展運動。以下的酊劑配方中，結合了能夠放鬆、減輕疼痛及肌肉痙攣的藥草種類。

1大匙藍色馬鞭草酊劑	1大匙益母草酊劑
	1大匙美黃芩酊劑
1大匙纈草酊劑	

1. 於量杯中，混合藍色馬鞭草、纈草、益母草和美黃芩酊劑。

2. 將上一個步驟的混合酊劑倒入60ml的滴瓶中。

3. 將酊劑貼上標籤並標記製造日期。

4. 取一滿滴管（25至30滴）放入30ml的水或果汁服用。如果需要，可於30分鐘後服用相同的劑量，一天最多可使用4次來達到舒緩的功效。

5. 將酊劑存放於乾燥陰涼處，保存期限長達數年。

舒緩肌肉抽搐滴劑

製作分量：2盎司（約60ml）

當你眼皮跳個不停的時候，並不是有什麼好事或壞事即將發生，而是因為你過度勞累或是壓力太大了。身體其他部位的肌肉也會產生抽搐或抽筋現象，只是不像眼皮能夠那麼明顯地感覺到，但這些症狀都是在告訴你——是時候休息一下了。當然，如果正急著找到解決問題的方法，休息可能是你最後才會想到的事，下次再碰到肌肉抽搐的情況時，就試試看這款酊劑，或許這正是你的最佳解藥。

2大匙加州罌粟酊劑　2大匙美黃芩酊劑

1. 於量杯中，混合加州罌粟和美黃芩酊劑。
2. 將上一個步驟的混合酊劑倒入60ml的滴瓶中。
3. 將酊劑貼上標籤並標記製造日期。
4. 取一滿滴管（25至30滴）服用。
5. 將酊劑存放於乾燥陰涼處，保存期限長達數年。

> **Tip**：在服用滴劑後，可以泡個舒服的澡、關掉電腦，聽一些讓你感到放鬆的音樂。

病毒侵襲

壓力會降低免疫力，操勞你的身體、你的器官以及你的內建防禦機制，使你更容易受到病毒和細菌的感染。因此當你處於身體虛弱的狀態時，對於各種病毒你根本毫招架之力。因此，除了勤洗手及避免觸碰自己的臉，增強自己的免疫力，才是幫助防止病菌入侵最好的方法。當我家中有新生兒時，我規定自己絕對不能帶任何病毒進家門，所以那幾年我會使用以下這些藥草配方來幫助我保持健康。

雖然細菌和病毒總在我們生活周遭伺機行動，但這並不表示你就會因此生病。你可以做出幾種加強免疫力的配方，每天使用一種，依照心情隨意更換不同的療法。壓力只是生活中的一部分，而我們永遠也不能預測生命中何時會有什麼突發事件讓你壓力變大，因此有備無患才是最好的預防手段。在流感流行期的冬天，讓以下其中一種或多種藥草配方，成為你日常作息的一部分，你便會發現你可以完全遠離病菌；或者，即使你真的生病了，也會因為強大的免疫力而迅速恢復健康。

消滅病毒抗壓酊劑

製作分量：2盎司（約60ml）

此藥草配方具有特別的抗病毒功效，每到流感高峰期或感覺到壓力很大時，我特別喜歡使用這個配方。我想說既可以消滅病毒又可以趕走壓力，這麼好的辦法為何不用呢？當你遇到無可避免需要接觸到病菌的狀況時，請務必把這酊劑列作你預防生病的方案之一。

1 大匙紫錐菊酊劑　　1 大匙檸檬香蜂草酊
1 大匙接骨木漿果酊　劑
劑　　　　　　　　　1 大匙百里香酊劑

1. 於量杯中，混合紫錐菊、接骨木漿果、
   檸檬香蜂草和百里香酊劑。

2. 將上一個步驟的混合酊劑倒入 60ml 的
   滴瓶中。

3. 將酊劑貼上標籤並標記製造日期。

4. 取一滿滴管（25 至 30 滴）放入 30ml 的
   水或果汁服用，一天 4 次。如果你會接
   觸到人群，可先行服用。

5. 將酊劑存放於乾燥陰涼處，保存期限長
   達數年。

抗流感藥草茶和噴霧
製作分量：8 盎司（約 240ml）

────────

壓力會使免疫系統衰弱，而虛弱的免疫系
統加上疲累的身體，就會讓我們更容易成
為各種傳染病爆發時的傳染目標。像是帶
狀皰疹，這種病毒在近年來似乎變得越來
越普遍。我曾經在一陣繁忙的工作後感染
了帶狀皰疹，自己也嘗試過很多不同的療
法，但其中最有效暫時減輕疼痛的配方，
就是使用以下的藥草製作的噴霧。我特地
將此配方製成噴霧的形式，因為這樣就不
用碰觸到起疹子的皮膚！

1 又 1/4 杯水　　　　2 大匙檸檬香蜂草
2 大匙聖約翰草

1. 於小鍋中加水至煮滾，水滾後即關火。

2. 放入聖約翰草及檸檬香蜂草，浸泡約 30
   分鐘。

3. 將鍋中藥草水取出過濾，可用極細孔的
   篩子或是棉布過篩。

4. 將液體倒入一噴霧瓶中，並存放於冰箱
   備用。

5. 當疫情結束後可將噴霧丟棄。

> **Tip**：假使冰冷的噴霧會讓你的肌膚感到不適，
> 將大部分保存於冰箱，只裝滿 30ml 的小噴霧
> 瓶於室溫下使用。或者，可在 240ml 的噴霧中
> 加入 30ml 的酒精，即可在常溫下保存。

舒緩喉嚨糖漿
製作分量：12 盎司（約 355ml）

────────

通常在快要生病或是免疫力降低時，最早
出現的症狀就是腺體腫脹和喉嚨痛。此糖
漿對於舒緩喉嚨十分有效，在我們家已經
是常備療法。如果在緊急時刻來不及製
作，簡單的鼠尾草茶加上檸檬和蜂蜜也同
樣有神奇的功效。

1 大匙藥蜀葵根　　　1 大匙紫錐菊根
1/2 杯冷水　　　　　1/2 杯蜂蜜
1 大匙鼠尾草　　　　鹽水（可自行使用）

1. 由冷泡開始製作：用冷水蓋過藥蜀葵根，
   置於室溫下（或冰箱裡）浸泡數小時。

2. 準備約 150ml 剛燒開的熱水，將鼠尾草
   和紫錐菊浸泡於熱水中 30 分鐘。

3. 仔細過濾掉鼠尾草和紫錐菊，取得約
   130ml 的浸泡藥草茶。

4. 加入蜂蜜並混合均勻。

5. 再加入約100ml的冷泡藥蜀葵根水。

6. 將糖漿倒入瓶中,貼上標籤並標記製造日期。

7. 每次需要舒緩喉嚨時,可服用一大匙。

8. 同時每天以鹽水(依個人需求使用)漱口幾次。

9. 保存於冰箱並於一週內使用完畢。

> **Tip:** 可以使用相同分量的乾燥藥草,混合後泡成茶喝,比例是一杯熱開水中放入一茶匙藥草,再依個人需求加入蜂蜜和檸檬調味。

提升免疫力萬用酊劑
製作分量:4盎司(約120ml)

━━━━━━

如果問我日常必備的配方療法,這款酊劑就是其中之一。此配方能提供免疫系統非常強大的支援力量,不僅如此,聖羅勒和黃耆具有適應原的特性,能幫助你的身體面對壓力,不讓壓力變成削弱你免疫力的元兇。

3大匙接骨木漿果酊劑　2大匙黃耆酊劑

3大匙聖羅勒酊劑

1. 於量杯中,混合接骨木漿果、聖羅勒和黃耆酊劑。

2. 將上一個步驟的混合酊劑倒入60ml的滴瓶中。

3. 將酊劑貼上標籤並標記製造日期。

4. 取1到2滿滴管(25至50滴),每天早上跟早餐一起服用,或是在一天當中的任何時間、容易記住按時服用的時間段皆可。

5. 將酊劑存放於乾燥陰涼處,保存期限長達數年。

預防感冒藥草茶
製作分量:35杯(1杯約250ml)

━━━━━━

製作此藥草茶時,我會將紫錐菊根及黃耆根切碎,讓材料於浸泡時更容易釋放藥性,或是直接購買已經切好或篩過的材料。這個配方能當作每天喝的茶飲,來幫助提升你的免疫力。

1/4杯紫錐菊根	1/4杯薄荷
1/4杯黃耆	1滿大匙百里香
1/4杯接骨木漿果	蜂蜜(可依個人喜好添加)

1. 於大碗中,混合紫錐菊、黃耆、接骨木漿果、薄荷和百里香。

2. 將步驟1的混合藥草茶配方放入密封罐,貼上標籤並標記製造日期。

3. 沖泡時,在濾茶器裡加進一滿茶匙後,放入容量約300ml的茶杯中。

4. 以熱開水裝滿後,浸泡至少5分鐘,取出濾茶器。

5. 以蜂蜜調味(依個人需求添加)。

6. 保存於涼爽乾燥且不會直接被陽光照射的地方,可存放一年。

日常壓力

壓力是生活中無法逃避的現實,你可能有你自己一套應付壓力的機制,但在壓力變得難以承受之前,先做一些事來轉移注意力也是很有幫助的。對我來說,走出戶外做一些像是除草、採集、挖土或是摘掉枯萎的花等園藝工作,能讓我的思緒回歸正軌,這就是專屬於我的紓壓方法。當然,壓力有時候還是會偷偷發動攻擊,搗亂你原本平靜的生活,這時如果你已經儲備好反制壓力的能量,生活就會變得比較輕鬆。以下介紹的幾個配方,就是幫助你儲備能量的絕佳選擇。

另外,去找一些讓你會感覺愉快的事情做。例如,嘗試畫畫,你不需要畫得很好,重點在於去表現你內心的感受;去報名一堂你一直想學的課程,烹飪、陶藝、文學、心理學,任何新事物都可以,當然藥草學也是一個很不錯的選擇!打電話給朋友,邀他們一起出去走走——最重要的是,做你想做而且會讓你心情變好的事。

釋放長期壓力酊劑
製作分量:約24盎司(約700ml)

這款酊劑建議可以一次製作大分量,因為很適合存放在家中當作常備品。我們無法立刻解決那些導致壓力的問題,而長期的壓力不但對身體十分有害,也深深影響我們的情緒。這款酊劑含有多功能又溫和的

適應原,能夠幫助身體熬過長達多日(甚至更久)的壓力。

1/3杯聖羅勒	1/2杯蜂蜜
1/4杯南非醉茄	2又1/2杯自選酒品
1/4杯黃耆	

1. 取一個容量約1公升的瓶子,放入聖羅勒、南非醉茄和黃耆混合。

2. 加入蜂蜜,攪拌混合均勻。

3. 加入酒並混合均勻,蓋上瓶蓋搖動使混合物充分混合。

4. 讓酊劑浸泡2到4週的時間,存放在陰涼的地方,偶爾上下搖晃混合。

5. 浸泡完成後,將酊劑取出過濾,並裝進滴瓶中。

6. 將酊劑貼上標籤並標記製造日期。

7. 一天服用1茶匙,幫助控制壓力帶來的健康問題。

8. 將酊劑存放於乾燥陰涼處,保存期限長達數年。

日常滋補魔法飲
製作分量:1夸脫(約1公升),足夠使用一天

20多年以前,我曾經參加過一個研討會,在美國知名藥草專家蘇森維德(Susun S Weed)的演講中得知一款蕁麻浸泡製品的製作方式。那場演講主要是講述現代生活的帶來的緊張感如何追著我們不放,使我們的腎上腺不斷遭受攻擊。從那時起,類似的濃縮藥草茶配方就變得相當受歡

迎。通常我們會使用蕁麻、燕麥桿、覆盆子葉、紅花苜蓿[17]、繁縷和車前草，這是植物中少數能夠對身體系統帶來滋補功效的藥草。這些藥草都沒有濃烈的氣味，而沒有濃烈氣味同時也意味著，這些藥草無法製作出大量精油。

| 1/2杯蕁麻 | 1公升水 |
| 1杯燕麥桿 | |

1. 將蕁麻和燕麥桿放進容量約1公升的含蓋瓶子中。

2. 將水燒開後，倒入裝有藥草的瓶子。

3. 稍微蓋住瓶子，用一個盤子或重物放在瓶子上加壓。

4. 浸泡直到隔天早晨。

5. 將藥草取出並過濾，儘量將藥草裡的所有液體擠乾。

6. 一天之中皆可飲用此藥草茶。

7. 如果不喜歡此配方的味道，可加進果汁裡服用。

> **Tip：** 雖然隨時都可以製作，但由於需要浸泡過夜，建議在睡前先做好，方便隔天早上飲用。

[17] 譯註：紅花苜蓿（Red Clover），傳統草藥醫學認為紅花苜蓿具有淨化血液的效果，常被用於治療皮膚相關疾病、改善循環、幫助肝臟排毒。近年由於被發現含有異黃酮物質Isoflavones，因此被廣泛用於改善女性更年期症狀。

強化神經紓壓酊劑
製作分量：16盎司（約475ml）

正因為每個人生活中都會承受到或多或少的壓力，這款紓壓的藥草療法很推薦當作家中常備品。此配方具有雙重功效，既能夠提供立即的舒緩作用，長期服用也有助於強化神經系統。

2大匙聖羅勒	1大匙加州罌粟
2大匙檸檬香蜂草	1大匙刺五加根
2大匙洋甘菊	3/4杯蜂蜜
2大匙美黃芩	3大匙燕麥胚芽浸泡醋
2大匙西番蓮	1杯又2大匙自選酒品

1. 取一個容量約1公升的瓶子，放入聖羅勒、檸檬香蜂草、洋甘菊、美黃芩、西番蓮、加州罌粟和刺五加根混合。

2. 加入蜂蜜攪拌，讓蜂蜜均勻裹上藥草。

3. 加入燕麥胚芽浸泡醋。

4. 最後加入酒。

5. 蓋上瓶蓋搖動，使內容物充分混合。

6. 讓酊劑浸泡2到4週的時間，存放在陰涼的地方，偶爾上下搖晃混合。

7. 浸泡完成後，將酊劑取出過濾，並裝進滴瓶中。

8. 將酊劑貼上標籤並標記製造日期。

9. 以1茶匙服用，一天使用1或2次。

10. 將酊劑存放於陰涼處，保存期限長達數年。

安撫神經急救藥草茶

製作分量：35杯（1杯約250ml）

———————

這是一款很棒的茶，可用來支撐受到反覆性或是突發性壓力所壓迫的神經。舉例來說，想像一下急救人員或是新手爸媽所面臨的壓力，長時間處在那樣的高壓環境下所造成的疲勞，會讓我們的腎上腺產生異常。這杯茶不僅美味，還能安撫你的神經與腎上腺，隨時想喝就喝，每天喝也沒問題。蕁麻和燕麥具有強化、修補及滋養神經的作用，而其他藥草則是具有更即時性的效果。如果能夠到戶外散步15分鐘，享受新鮮空氣和大自然，你就能感覺到自己煥然一新。

1/4杯刺五加根	2大匙南非醉茄
1/4杯蕁麻	2大匙檸檬香蜂草
1/4杯聖羅勒	蜂蜜（可依個人喜好添加）
2大匙燕麥胚芽	

1. 於碗中，混合刺五加根、蕁麻、聖羅勒、燕麥胚芽、南非醉茄和檸檬香蜂草。

2. 將步驟1的混合藥草茶配方放入密封罐，貼上標籤並標記製造日期。

3. 沖泡時，在濾茶器裡加進一滿茶匙後，放入容量約300ml的茶杯中。

4. 以熱開水裝滿後，浸泡至少5至7分鐘，取出濾茶器。

5. 以蜂蜜調味（依個人需求添加）。

6. 盡情享受喝茶的時光。

7. 保存於涼爽乾燥且不會直接被陽光照射的地方，可存放一年。

頭痛

壓力會透過許多方式造成頭痛的症狀，因為我們會不自覺地咬牙、緊縮肩膀，緊繃頭部和頸部的肌肉，甚至有些過度壓抑的人，還有忍住不掉眼淚的習慣，而這些動作都會引起頭痛。以下要教你如何放鬆緊皺的雙眉、減輕疼痛，就能安撫那些壓力源。

薰衣草舒緩眼罩

製作分量：一個

———————

我第一次使用眼部舒緩墊，是處於頭痛欲裂的高壓狀態下，當那溫和加壓的力道和柔暖滑順的絲質布料覆蓋在我的眼睛時，我很驚訝這麼做的功效竟然這麼好！重量讓我的眼睛保持緊閉，並讓我意識到平時太用力思考、眼球總是在眼皮下瘋狂轉動著，而重量加壓可以讓眼球的轉動變得和緩。亞麻籽（Flaxseed）可以在生機食品店購得，或是在傳統雜糧行購買，購入適合自己需求的重量即可。除了以下我所建議的配方，也可以依照個人喜好自行更換不同的香氛藥草。

1塊25×25公分的絲質布料	1大匙薰衣草
1杯亞麻籽	1大匙薄荷

1. 將布料對折成一半，正面朝內，將對折後的一個短邊及兩個長邊縫合起來，留下一短邊當作開口。

2. 由內向外翻轉過來。

3. 裝進亞麻籽、薰衣草和薄荷。

4. 把剩餘的最後一短邊縫合。

5. 平躺下來，並將眼部舒緩墊覆蓋在雙眼上方。

6. 蓋上墊子時調整好位置，讓雙眼承受同等的重量。給自己一小段時間放鬆，如果不小心睡著了也不要太驚訝。

> **Tip**：偏頭痛會讓有些人對香味特別敏感，所以我也會製作一個沒有放任何藥草的舒緩墊，只放入亞麻籽。手邊沒有縫紉材料嗎？就用一隻布料緊密的長襪，鬆散地裝進材料後將開口打結即可。

壓力性頭痛滴劑
製作分量：2盎司（約60ml）

這個配方裡的藥草針對疼痛、緊張情緒及噁心感特別具有療效。時間允許的話，請平躺下來然後閉上雙眼30分鐘，壓力性頭痛會在你該休息時卻不讓自己停下來時出現，有時候你還需要吃點東西，或是你根本已經脫水了。如果同時出現眼睛疲勞的症狀，可以跟上面介紹過的眼部舒緩墊一起使用！

2大匙藍色馬鞭草酊劑　　1/2大匙薑酊劑

1大匙纈草酊劑　　　　　1/2大匙洋甘菊酊劑

1. 於量杯中，混合藍色馬鞭草、纈草、薑和洋甘菊酊劑。

2. 將上一個步驟的混合酊劑倒入60ml的滴瓶中。

3. 將酊劑貼上標籤並標記製造日期。

4. 取一滿滴管（25至30滴）放入30ml的水或果汁服用。如有需要，可於30分鐘後服用相同的劑量。

5. 將酊劑存放於乾燥陰涼處，保存期限長達數年。

心煩意亂

壓力就是有辦法喧賓奪主，一旦抓住了機會入侵，便難以消散。壓力荷爾蒙、不斷紛擾的思緒，和其他所有伴隨的症狀與問題碰撞在一起，而這時你所要做的，就是努力讓壓力不要控制你的生活，並好好沉澱思緒。整理好你的心情之後，我們再思考要採取什麼樣的行動，來妥善處理造成壓力的根本問題。

沉澱心靈糖漿
製作分量：10盎司（約300ml）

這些藥草能製成美好又具有鎮定效果的糖漿，它可以放進任何一種茶中增加甜味，也能夠直接服用，或是混合進其他不同的酊劑療法。

3大匙玫瑰　　　　　　　1杯水

3大匙檸檬香蜂草　　　　1杯糖

3大匙山楂漿果、　　　　1/2到1/3杯自選酒
葉子及花　　　　　　　　品

1. 於鍋中放入玫瑰、檸檬香蜂草、山楂和水，以中大火將水煮滾。

2. 轉小火慢燉約5分鐘。

3. 關火並蓋上蓋子，讓混合物再繼續浸泡30分鐘或更長時間。

4. 過濾出液體（理論上能過濾出約180ml的藥草浸泡液；如果過濾出的量不足，另外再加進一點水。）

5. 把鍋子以清水沖洗過後，將步驟4過濾出的液體重新倒回鍋子裡。

6. 開中火。

7. 加入糖，並攪拌至完全融化。

8. 加熱至糖水煮滾。

9. 繼續煮3到4分鐘，仔細撈掉表面浮出的雜質。

10. 放涼後加入酒，攪拌混合均勻。

11. 將糖漿裝進瓶中，貼上標籤並標記製造日期。

12. 於冰箱冷藏可保存6個月。

舒緩神經酊劑
製作分量：4盎司（約120ml）

———————

你已經計畫好下班回家後要吃什麼晚餐，但沒想到工作也跟著你一起回到家，這是讓你壓力很大又心情很不好的一天，還殘留著焦躁的餘波蕩漾。如果你正在煩惱不知道該怎麼放鬆持續緊繃的心情，可以試試看服用這一款酊劑。

| 6大匙美黃芩酊劑 | 2大匙薰衣草浸泡蜂蜜 |

1. 於碗中，混合美黃芩酊劑和薰衣草浸泡蜂蜜。

2. 將步驟1的混合物倒入60ml的滴瓶中。

3. 將混合完成的酊劑貼上標籤，並標記製造日期。

4. 取1到2滿滴管（25至50滴）服用，一天最多可服用3次，直到感覺內心回歸平靜並專注於當下為止。

5. 存放於陰涼處，保存期限長達數年。

皮膚疾病

壓力會以許多不同的形式出現在皮膚上，照顧好你的皮膚是很重要的，因為這是你身體上面積最大的器官，而且若是引起感染或是嚴重起疹會讓你更鬱悶難過。如果皮膚的狀況惡化，就不得不去就醫治療，因此最好平時就能讓皮膚保持健康。紅疹、冒痘痘、搔癢以及乾燥等問題都可能是器官受到壓力而引起的症狀，或是壓力導致的神經反應也會讓你不自覺地去抓皮膚、摳臉或手指，導致狀況惡化。

濕疹修復藥草按摩油（軟膏）
製作分量：8盎司（約240ml）

———————

當按摩油還溫熱的時候，使用起來超級舒服！將這幾款藥草結合起來，就會成為很棒的萬用按摩油，其具有舒緩和治療的藥

性不但能抗感染，還可以抗發炎和黴菌，絕對是存放在你醫藥櫃裡的優良常備品。

3大匙車前草	3大匙紫錐菊根
3大匙接骨木花	3大匙百里香
	1杯橄欖油

製作藥草浸泡油

1. 將車前草、接骨木花、紫錐菊、百里香和橄欖油放進一燉鍋中，開小火直到慢慢煮滾。

2. 關火。

3. 讓鍋中的油冷卻。

4. 在24小時內重複以上步驟3次。

5. 仔細過濾，按壓植物材料儘量取得最多的油量。

6. 如果是要製作按摩油，直接裝進240ml的瓶子中。

7. 貼上標籤並標記製造日期。

8. 存放於陰涼處，保存期限約6個月。

製作軟膏

2大匙蜂蠟顆粒	1/2茶匙燕麥粉（或是將燕麥片磨成粉後過篩）

1. 於一鍋中加入蜂蠟，再放入1/2杯藥草浸泡油，並慢慢加熱直到蜂蠟液化。建議在過濾完成後，趁油還相當溫熱時直接開始這個步驟，有時不需要額外加熱就會融化。

2. 加入燕麥粉並混合均勻。燕麥能去除油膩感，還對皮膚有益處。

3. 將混合液裝進小型寬口瓶中，不要移動或是加蓋，直到軟膏定型。

4. 貼上標籤並標記製造日期。

5. 存放於乾燥陰涼處，軟膏通常可保存約6個月。

> **Tip：**最有效的使用時間點，是洗完澡後大致用毛巾拍乾身體後，全身均勻塗抹軟膏即可鎖住水分；針對手腳較乾燥的部位可厚厚塗上一層，上床睡覺前套上襪子，效果更佳。

蕁麻疹止癢噴霧
製作分量：8盎司（約240ml）

當我第一次看見有人因為壓力和緊張致使蕁麻疹發作的樣子，真的讓我很震驚。這就是一個肉眼能夠清楚看到，人的情緒如何反應在身體症狀的具體實例。這款噴霧含有酒精成分，如果你預計會在幾天內使用完畢的話，也可以選擇不加酒精，但是務必存放於冰箱。

1又1/4杯水（藥草會吸收掉一些水）	1/4杯蕁麻
	1/4杯玫瑰
1/4杯檸檬香蜂草	3大匙外用酒精或伏特加
1/4杯聖約翰草	

1. 於小鍋中加水至煮滾，水滾後即關火。

2. 放入檸檬香蜂草、聖約翰草、蕁麻及玫瑰，浸泡約30分鐘。

3. 將藥草水過濾，可用極細孔的篩子或是棉布。

4. 將約200ml的液體倒入噴霧瓶中，加入酒精。

5. 充分搖晃混合，需要時就可以使用。

6. 存放於冰箱冷藏。

蕁麻疹舒緩泡澡劑

製作分量：足夠泡1次

此泡澡配方對很多症狀都很有效，蕁麻疹就是其中之一，除此之外還可以舒緩水痘、毒藤引起的皮膚炎、一般曬傷或是痱子。我女兒很喜歡這個泡澡配方，尤其當她花很多時間與職場上的人周旋而心累時，回家後總是會立刻去泡澡，是我們家愛用的快速紓壓配方！

1 小型細棉布袋	1 大匙玫瑰花瓣
1/4 杯燕麥	1 杯金縷梅水
1 大匙洋甘菊	1/4 杯小蘇打
1 大匙薰衣草	

1. 混合燕麥、洋甘菊、薰衣草和玫瑰，放進細棉布袋中。

2. 如有需要，先快速沖個澡，把身體清洗乾淨。

3. 浴缸放熱水時，一邊將藥草包放進耐熱的水瓶中，以高溫熱水浸泡。

4. 在浴缸裡放入冷水或是微溫的水。

5. 在浴缸裡加入金縷梅水和小蘇打，用手攪動一下使其溶解於水中。

6. 在浴缸裡倒入藥草茶後，即可進入浴缸開始泡澡。

7. 好好放鬆，讓熱水舒緩皮膚。

8. 約15分鐘後起身，直接用毛巾輕輕擦乾水分，不需再以清水沖洗身體。

9. 穿上舒服寬鬆、材質天然不會引起搔癢的衣服。

鎮定肌膚泡澡劑

製作分量：足夠泡12次

有一天我從自家花草園回家後，因為滿身大汗而感覺身體又黏又不舒服，用這款泡澡劑泡澡之後感到超級放鬆，皮膚的狀態也變得很好，從此以後，這款泡澡劑就變成我家中的常備品。製作方法很簡單，我會使用大容量的茶包袋，裝進1/4杯藥草配方，然後一次全部分裝完畢，再用封口機封起來，將它們放進一個大瓶子裡。每次想要泡澡時，我只需要拿一包出來沖泡，就準備好跳進浴缸了！

1 杯車前草	1/2 杯燕麥
1/2 杯玫瑰	1/4 杯聖約翰草
1/2 杯薰衣草	1/4 杯檸檬香蜂草

1. 於大碗中，混合車前草、玫瑰、薰衣草、燕麥、聖約翰草和檸檬香蜂草。

2. 裝進約1公升的罐子中。

3. 貼上標籤並標記製造日期。

4. 使用時，將1/4杯泡澡配方放進濾茶器、棉布袋、茶包袋或是任何你想用來裝藥草的器具。

5. 將藥草包放進耐熱的水瓶中，以高溫熱水浸泡，同時開始在浴缸放水。

6. 如有需要，先快速沖個澡，把身體清洗乾淨。

7. 將藥草茶和藥草包一起倒入浴缸。

8. 將身體浸泡至熱水中，好好放鬆。

9. 約15分鐘後起身，直接用毛巾輕輕擦乾水分，穿上寬鬆舒服的衣服（最建議棉質）。

抗菌爽膚泡澡醋

製作分量：足夠泡3次

醋本身就是治療很多皮膚問題的良藥，其中便包括了幾種由壓力引起的皮膚狀況。更棒的是，使用具有療效的藥草所浸泡而成的醋，不但可以當作臉部爽膚水，同時也是可抗菌、可調整髮質及皮膚酸鹼值的「修護水」。一旦你懂得如何在身體保養上使用醋，你就能自行開發出越來越多使用醋的配方。

2大匙車前草　　2大匙薰衣草
2大匙玫瑰　　　1又1/2杯蘋果醋

1. 於一小鍋放入車前草、玫瑰、薰衣草和蘋果醋，以中大火加熱。

2. 煮至沸騰後關火。

3. 蓋上蓋子後，浸泡約1小時。

4. 取出後充分過濾。

5. 裝入約350ml的瓶子中。

6. 將浸泡醋貼上標籤並標記製造日期。

7. 在泡澡水裡加進1/2杯浸泡醋。

8. 浸泡身體並好好放鬆。

> **Tip：**製作臉部爽膚水或是護髮水時，以4份水兌上1份浸泡醋的比例稀釋。

皮膚問題

以下各種配方療法的目的是保持你的皮膚健康，使你更有餘力去戰勝那些因為缺乏營養和休息而引起的各種肌膚問題。不論是長期累積或是突發性的壓力，都會在生理上產生各種症狀，通常會讓你的皮膚、頭髮和指甲出現許多困擾。

個人專屬泡澡劑

製作分量：足夠泡1次

這裡要教大家如何打造出專屬於自己的泡澡配方，以下會針對三種不同肌膚提出範例。相信我，這真的很簡單！你可以只使用一種藥草，加不加鹽也無所謂，就能泡一個舒舒服服的澡。你可能會發現你最喜歡混合的藥草配方，如果是這樣，大自然中有上百種的藥草任你選擇！只需要做點功課研究一下各種藥草的效用和香氣，就能知道如何搭配。

針對一般肌膚

1/4杯混合藥草（燕麥、紫錐菊、洋甘菊或薰衣草）

1/4杯奶粉（可依個人喜好添加）

1/2杯鎂鹽（可依個人喜好添加）

針對油性肌膚

1/4 杯混合藥草 （百里香、鼠尾草、 薄荷或迷迭香）	1/2 杯小蘇打（可依個 人喜好添加） 1/2 杯鎂鹽（可依個人 喜好添加）

針對乾性肌膚

1/4 杯混合藥草 （玫瑰、車前草、 洋甘菊或燕麥）	1/2 杯醋 （可依個人喜好添加）
1/2 杯優格 （可依個人喜好添加）	1/4 杯奶粉 （可依個人喜好添加）
1/2 杯橄欖油 （可依個人喜好添加）	1 大匙蜂蜜 （可依個人喜好添加）

1. 自選手邊有的藥草，或是依照你的膚質搭配。

2. 混合好藥草後，沖泡成約 1 公升的濃茶，浸泡 30 分鐘。

3. 加入其他材料（依個人需求添加），像是牛奶、橄欖油、小蘇打等，放熱水的時候直接加入浴缸裡。

4. 把藥草浸泡茶倒進浴缸裡。

5. 浸泡身體並放鬆至少 15 分鐘。

抗菌柔膚軟膏

製作分量：1/2 杯

壓力會助長像是咬指甲、無意識地摳抓皮膚的習慣，避免手指和指緣細菌感染最好的方法之一，就是保持雙手及皮膚的柔軟、平滑及健康。這款軟膏包含了有癒合功效的車前草、平滑鎮定的玫瑰和抗菌的百里香，材料簡單卻有效。

3 大匙百里香浸泡橄欖油	3 大匙車前草浸泡橄欖油
3 大匙玫瑰浸泡橄欖油	2 大匙蜂蠟顆粒

1. 於小鍋中開小火，放入百里香、玫瑰和車前草浸泡的橄欖油。

2. 加進蜂蠟並輕輕攪拌均勻，直到蜂蠟液化且充分混合。

3. 將步驟 2 的成品倒入 1 到 2 個寬口的容器中。

4. 貼上標籤並標記製造日期。

5. 有需要時就使用，以保持手部健康。

6. 保存在涼爽乾燥的地方，軟膏通常可存放約 6 個月。

失眠

當我們晚上試著入睡時，常常會去回想白天那些令人擔心的事情，有時會想起過去不堪的記憶，甚至是去回顧我們生命中最悲傷的經歷，導致我們無法放鬆入睡；隨著你的腦海裡不停重複播放那些令人不快的思緒，你會變得越來越焦慮，而且你越想睡著就越睡不著。

失眠是現代人極為常見的症狀，每個人會依據不同的失眠原因，在身體上出現各種不適的症狀，你會冒冷汗、你會輾轉反側、你會感到不舒服。這時藥草能以各式各樣的形式派上用場，幫助入眠的藥草包括洋甘菊、檸檬香蜂草和加州罌粟。除此之外，規律的運動及減少咖啡因攝取，也能幫助你戰勝壓力引起的失眠。

完全放鬆泡澡劑
製作分量：足夠泡4次

不管你有沒有睡眠問題，這個泡澡配方都很好用。鎂鹽的成分為鎂硫酸鹽，對於緊繃的肌肉有舒緩的效果；燕麥能快速把水變成滑順的水質以紓解皮膚搔癢或任何不適；而玫瑰和薰衣草帶有放鬆及安撫的氣味，同時具備鎮定皮膚的藥性。

1杯鎂鹽	1/4杯玫瑰
1杯燕麥	1/4杯薰衣草

1. 於大碗中，混合鎂鹽、燕麥、玫瑰和薰衣草。

2. 取1/2滿杯的藥草配方，放進一條小毛巾的中心位置，將毛巾的四個角拉起後用橡皮筋綁住毛巾開口，將藥草穩固地包在毛巾裡。

3. 浴缸放水時，一邊將藥草包放進耐熱的水瓶中，以高溫熱水浸泡。

4. 將水瓶裡的藥草茶及藥草包一起倒入浴缸裡。

5. 儘可能不要使用肥皂。

> **Tip：** 在使用這個配方泡澡時，一邊喝杯超美味的紓壓助眠藥草茶（下一個配方），如果你常常睡不著，這就是你最理想的就寢儀式。

紓壓助眠藥草茶
製作分量：1杯

這兩種藥草搭配起來驚人地好喝，還具有安定心神的效果，如果你想要有點甜味，也可以加入蜂蜜。雖然它具有藥效，卻溫和順口到連幼兒都適合服用，其效果從來不會讓我失望。兩種藥草可以分開單獨使用，但每種藥草的發揮作用上有些許不同之處。這款配方很建議先製作起來備用，當作日常的睡前飲品。即使是睡眠習慣規律的人，偶爾也會遇到睡不著的時候，而此藥草茶就是很不錯的輔助療法。

1茶匙洋甘菊	1茶匙檸檬香蜂草

1. 選一個手感好的馬克杯。

2. 在濾茶器裡放入洋甘菊和檸檬香蜂草，再放進杯子。

3. 於杯子中加入剛燒開的熱水。

4. 藥草不會變苦，所以能浸泡至少5分鐘（越濃郁我越喜歡）。

5. 一邊小口喝茶，一邊用雙手握住馬克杯，享受杯子的溫熱感。喜歡的話，每天晚上都可以飲用。

沉沉入睡滴劑
製作分量：2盎司（約60ml）

此配方結合了不同藥草，來平撫神經、放鬆思緒，並停止那些無法解決問題的重複性思考。這些藥草能促進好眠，減輕焦

慮、緊張和壓力。

2大匙西番蓮酊劑	2茶匙燕麥胚芽酊劑
2茶匙檸檬香蜂草酊劑	2茶匙益母草酊劑

1. 於量杯中，混合西番蓮、檸檬香蜂草、
   燕麥胚芽和益母草酊劑。

2. 將上一個步驟的混合酊劑倒入60ml的
   滴瓶中。

3. 將酊劑貼上標籤並標記製造日期。

4. 取一滿滴管（25至30滴），於睡前15
   到30分鐘前加入30ml的水服用，如果
   需要，可於30分鐘後服用相同的劑量。

5. 將酊劑存放於乾燥陰涼處，保存期限長
   達數年。

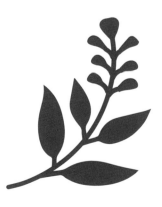

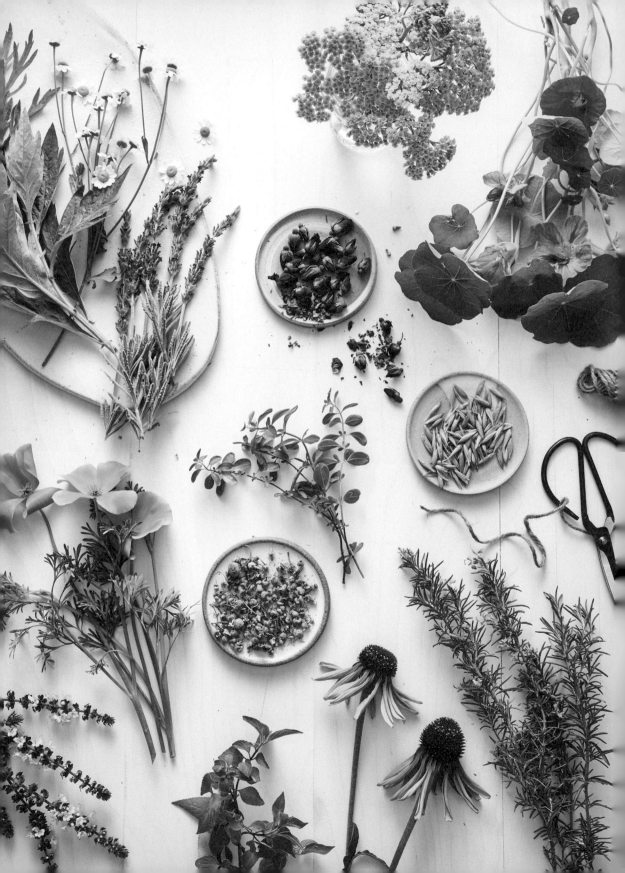

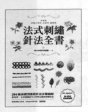

法式刺繡針法全書
204 種基礎到進階針法步驟圖解，
從花草、字母到繡出令人怦然心動的專屬作品
作者／朴成熙　定價／480 元　出版社／蘋果屋

熱門

★部落格瀏覽數破 66 萬人次！韓國最大網路書店 YES24 滿分五星好評！★第一本收錄超過 200 種針法、自學最好用的刺繡書！學會更多技巧，繡出療癒又有質感的精緻圖樣！

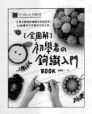

【全圖解】初學者の鉤織入門 BOOK
只要 9 種鉤針編織法就能完成
23 款實用又可愛的生活小物（附 QR code 教學影片）
作者／金倫廷　定價／450 元　出版社／蘋果屋

暢銷

韓國各大企業、百貨、手作刊物競相邀約開課與合作，被稱為「鉤織老師們的老師」、人氣 NO.1 的露西老師，集結多年豐富教學經驗，以初學者角度設計的鉤織基礎書，讓你一邊學習編織技巧，一邊就做出可愛又實用的風格小物！

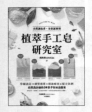

植萃手工皂研究室
天然調色香，全家都好用！
草圖設計 × 膚質選擇 × 精油療效 × 配方比例，
自然設計師的 39 款手作沐浴提案
作者／利理林 ririrhim　定價／550 元　出版社／蘋果屋

NEW

匯集三位自然生活設計師的獨特創意，用「草本、香氛與美感」喚醒現代人對生活的疲乏！簡單又清楚說明「基礎油、香氛精油與天然調色」成分與療效，打造全面的純淨體驗！

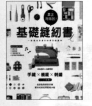

真正用得到！基礎縫紉書
手縫 × 機縫 × 刺繡一次學會
在家就能修改衣褲、製作托特包等風格小物
作者／羽田美香、加藤優香　定價／380 元　出版社／蘋果屋

暢銷

專為初學者設計，帶你從零開始熟習材料、打好基礎到精通活用！自己完成各式生活衣物縫補、手作出獨特布料小物。

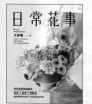

日常花事
當代花藝設計師的花束、桌花、花飾品，
用好取得的草木花材，豐盈生活的美好姿態
作者／王楨媛　定價／599 元　出版社／蘋果屋

花在日常，生活即是花器，在不同草木花材的鋪陳組合中，把日子妝點成理想的模樣。給初學者的 32 堂花藝課，掌握材質 × 線條 × 色彩 × 比例，用台灣常見花材，打造不凡的高質感花作。

PART III

改善情緒問題的藥草圖鑑
──31種最好用的藥用植物，開始由內而外的排毒生活

我在種類繁多的藥草中精選出31種藥草，不但是因為這些藥草的應用範圍十分廣泛，並且一次可解決多種情緒上的問題。大部分的藥草都可以自己在家栽種，也可以前往各地花市、農場、藥用植物園或網路商店購買（詳細購買資訊請見第166頁）。你不需要一口氣買齊所有藥草，每個人都可以在這篇的介紹中找到3～4種藥草，變成他們超級愛用的配方。請你記得，當你的身心需要呵護時，這些藥草盟友們永遠都陪伴在你身邊。

◆即使是同一種藥草，坊間可能會有不同的翻譯名稱，本書使用最常見的通俗名稱並附上英文對照，加上學名與其他別名。排列順序依照英文名稱的第一個字母A-Z排列。

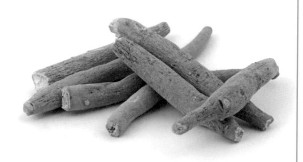

南非醉茄
Ashwagandha

學　　名	*Withania somnifera*
別　　名	睡茄、印度人參、冬櫻桃
科　　目	茄科
特　　性	味苦、乾、辛辣、性溫
使用部位	通常使用根部來改善情緒問題，但阿育吠陀醫學也會使用葉子、花朵和種子。例如：使用南非醉茄葉子製成的濕敷藥膏來治療毛囊炎
常見製品	粉末、酊劑、膠囊

　　南非醉茄在阿育吠陀醫學中已經有很長的使用歷史，而西方世界從幾十年前才開始注意到。南非醉茄是少數被稱為適應原的藥草之一，作為適應原，南非醉茄的作用就像飛機上的人工地平儀[18]，它能夠協助飛行員保持飛機的穩定及準確度，幫助駕駛回歸正確的航道。在心緒紛亂的時刻，當你不知道要往哪裡走才能回到正軌，南非醉茄總能帶領著我們前往正確的方向。現代人的生活要承受來自家庭和工作的各種壓力，幾乎每個人都需要紓壓，而這種藥草能幫助人體管理壓力，因此近來越來越受歡迎。原文 Ashwagandha 在梵文中是指「馬的氣味」，因為其根部聞起來有馬的汗味，但別擔心，這種氣味很容易就能被掩蓋掉。

　　對於會把自己逼到情緒上、生理上和精神上臨界點的人，一定要好好認識南非醉茄。自我要求較高的人，總是不斷地按著壓力源的開關、持續釋放壓力荷爾蒙而累壞了腎上腺，而南非醉茄有養護腎上腺的卓越功效。

效　　用 適應原，改善體質，止痛，消炎，抗菌，止痙攣，止咳，增加性慾，抗焦慮，苦味劑，免疫調節，提升記憶力，鎮靜，刺激振奮。

治療症狀 焦慮和壓力，憂鬱，疲勞，性慾減退，皮膚問題，睡眠問題，腦霧（注意力不集中），一般虛弱感。

服用方式 傳統上，會把根部磨成粉，加上蜂蜜或是酥油（無水奶油）混合後形成濃稠的膏狀物，每次以一湯匙服用。這種膏狀物也可以製成錠劑形狀並使其乾燥，與溫牛奶混合後於晚間飲用，以幫助減輕焦慮，達到促進睡眠的功效。需要持續服用

18　編按：人工地平儀（Horizon Indicator）是飛機上的飛行儀表，用於測量和顯示飛機俯仰及傾斜姿態，讓飛行員了解飛機相對於地平線的狀況。

數天才會產生效果，建議連續數晚搭配另一種放鬆的藥草使用，例如西番蓮或是加州罌粟。

建議劑量 膠囊：長期服用的話，每天250至500毫克；酊劑：一次20至60滴，一天最多3次。

注意事項 懷孕期間禁止使用，如因為高血壓、血糖、甲狀腺或是自體免疫疾病而正在服用藥物，使用前請務必諮詢醫生。

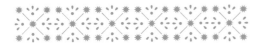

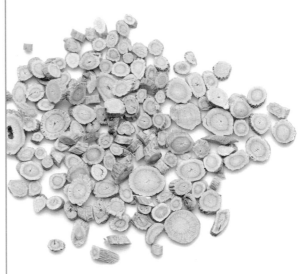

黃耆
Astragalus

學　　名	*Astragalus membranaceus*
別　　名	黃芪、北芪
科　　目	豆科
特　　性	味甜、性溫、濕潤
使用部位	根部
常見製品	湯品、茶、萃取物、膠囊

　　黃耆深受藥草家喜愛，因為它的使用方式很簡單，可以加進任何一種湯、燉菜、浸泡製品或是水煎劑，成為你日常飲食中的一部分。黃耆能夠抗病毒、抗菌，溫和守護你的健康，還可以調節你因應壓力的方式。除此之外，黃耆擁有一個女性最想要的功效——它會讓你的外表變得更年輕！

南非醉茄、黃耆

效　　用 適應原，促進腎上腺功能，抗老化，抗菌，消炎，抗病毒，利尿，提高免疫力，血管擴張。

治療症狀 過敏，腹瀉，疲勞，免疫系統功能，情緒問題，壓力，上呼吸道感染。

服用方式 市面上可以買到切片、粉狀、或是切碎已過篩的黃耆。治療範圍包括肝炎、糖尿病及癌症等疾病，但本書主要針對情緒問題，多數著重於自限性疾病[19]和一般短期的情緒困擾。

黃耆因為具有抗病毒的藥性，除了能夠預防感冒、流感和上呼吸道感染，同時也有增強免疫系統的效果。平常可作為滋補的材料，在感冒和流感流行期間每日服用，有益無害。

針對抗老化的作用，黃耆不僅可內服亦可外用，甚至可以拿來敷臉。將黃耆粉混合水果泥、優格或是質地清爽的油類，即可製成面膜。因此你可以一邊使用黃耆泡杯茶喝、一邊製作泥狀面膜來敷臉。

建議劑量 傳統用法：製成湯品或茶飲服用，一天3次；酊劑：一次20至60滴，一天最多3次。

注意事項 如果正在服用免疫抑制劑、抗排斥藥物的患者請避免服用，黃耆會產生干擾作用，可能會加重自體免疫疾病。懷孕與哺乳期間使用的安全性尚未經過確認，使用前請務必諮詢醫生。

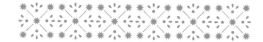

---

[19] 編按：自限性疾病（Self-limiting illnesses），意指「不看醫生也會自行好轉的病症」，只需對症治療或不需特殊治療，就能靠身體機能調解而逐漸恢復健康。例如感冒、腸胃炎等等。

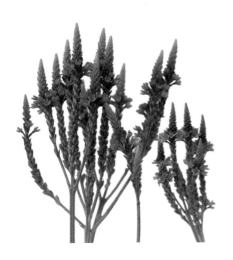

藍色馬鞭草[20]
Blue Vervain

學　　名	*Verbena hastata*
別　　名	野生牛膝草
科　　目	馬鞭草科
特　　性	性微涼，去濕
使用部位	土壤外的花朵部分
常見製品	酊劑、膠囊

假如你看過在野外生長的藍色馬鞭草，你就知道那清澈藍色的花朵，就像是草原裡的小蠟燭一樣，彷彿在召喚著我們的心靈。數千年來，世界各地已經有許多人在醫療上使用藍色馬鞭草，它跟其他許多藥草一樣，其廣為人知的特性是用途十分廣泛，對於身體上各種不適都能發揮即時改善的效果。

效　　用 止痛，止痙攣，苦味劑，利尿，祛痰，促進乳汁分泌，鎮定神經，放鬆，輕微鎮靜，滋補調理。

治療症狀 焦慮，慢性支氣管炎，憂鬱，消化系統問題，頭痛，失眠，腎結石，母乳分泌不足，疼痛，痙攣性咳嗽，尿道炎。

服用方式 藍色馬鞭草對於頸部及肩部疼痛特別有效，無論有無併發緊張性頭痛。

另一個能夠派上用場的地方，就是當你躺在床上感到肌肉痠痛、夜晚咳嗽讓你難以入睡時，它能幫助我們一夜好眠。

建議劑量 酊劑：一次25滴，一天最多2或3次；膠囊或錠劑：依照標籤使用說明服用；茶飲：泡成茶的味道很苦，所以無法一次喝很多，原則上一天3杯。

注意事項 大量服用可能會導致腸胃不適及嘔吐，如果患有腎臟疾病請避免使用。

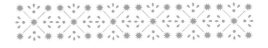

---

[20] 編按：藍色馬鞭草（學名：*Verbena hastata*）為北美種的馬鞭草，特徵為紫藍色小花，一般普通馬鞭草（學名：*Verbena officinalis*）有許多中文別名，雖屬同科，但其學名不同，花的顏色也不一樣。

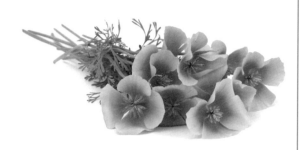

加州罌粟
California Poppy

學	名	*Eschscholzia californica*
別	名	火罌粟、花菱草、金英花、人參花
科	目	罌粟科
特	性	性涼、乾、味苦
使用部位		整株全部，從根部到花頂
常見產品		酊劑、茶、膠囊

加州罌粟是美國加州的州花，外型呈現美麗的黃橘色或粉紅色，美國市面上販售的野花混合種子常會見到這種花。雖然名字裡面有「罌粟」，但它不具有鴉片成分，也沒有會成癮的麻醉藥性。這種能減輕疼痛感的助眠藥草，值得在你家裡的藥櫃占有一席之地。

效　　用 輕微止痛，止痙攣，抗焦慮，催眠，鎮定神經，鎮靜。

治療症狀 失眠，疼痛，慢性疼痛，頭痛，緊張焦躁，孩童尿床，焦慮。

服用方式 對於會在睡眠中發生四肢抽搐而不斷醒來的人，加州罌粟就是你一覺到天亮的救星。有些人不知道自己在睡夢中會手腳亂踢，但如果你跟伴侶一起睡的話，枕邊人肯定一清二楚！在睡前服用一滿滴管酊劑，就能幫助你達到更深沉的睡眠。

泡成茶來飲用，能改善過勞、過度刺激、情緒暴躁以及頭痛的情況。

也可以用來協助創傷後壓力症候群（PTSD）及毒品戒斷，但以上兩者症狀皆需要在專業人士的指導下進行。

建議劑量 酊劑：睡前一次20到30滴，如有需要，可於30分鐘後服用相同的劑量；茶飲：可以隨時飲用，但因為味道苦，尤其是在長時間浸泡後，因此大多數人不會飲用過量。

注意事項 不要與其他助眠、鎮靜劑或焦慮症用藥一起使用。懷孕與哺乳期間應避免使用。使用後不要開車或操作機械。

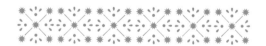

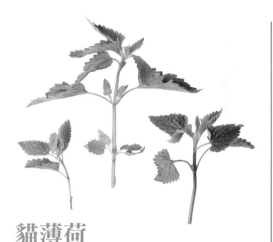

貓薄荷
Catnip

學　　名	*Nepeta cataria*
別　　名	荊芥、貓草、樟腦草、涼薄荷、大茴香
科　　目	唇形科
特　　性	性涼、乾、味略苦
使用部位	使用開花前的葉子及花蕊製作茶飲、酊劑、醋或是任何內服製品；如果要製作驅蟲製品，最好等到花開時才採收
常見製品	茶、酊劑、醋

　　貓薄荷的名稱由來，是因為當貓咪聞到它的味道時，會產生跳躍、翻滾、啃咬等刺激性反應，但使用在人類身上卻有著完全不同的效果。在世界上還沒有茶（學名為茶樹，*Camilla sinensis*）之前，人們就已經會沖泡貓薄荷茶來喝了。此藥草之所以有療效，多半歸功於它含有一種名為「荊芥內酯」的成分，而近年來醫學已針對該成分進行各種治療用途的深入研究，包括過動症、超級細菌[21]到癌症等病症。另外，貓薄荷也

能幫助一些日常生活的中的小毛病，例如腸胃脹氣或是幫助放鬆等等。

效　　用 輕微麻醉，抗生消炎，止痙攣，促進發汗，提高免疫力，鎮定神經，放鬆，鎮靜。

治療症狀 缺乏食欲，便秘，脹氣，嬰兒腸絞痛，腸胃抽筋，消化不良，月經不來或延遲。

服用方式 一杯茶或是一劑酊劑，就能鎮定大部分因為情緒困擾而引起的消化問題，像是腸胃抽筋或是脹氣。貓薄荷是一種很溫和的藥草，可使用於孩童，能夠幫助情緒過於激動的孩子放鬆。貓薄荷製作的精油也有非常好的防蚊效果，其精油成分存在於植物的葉子和花朵部分，因此把葉子的下側（這個部分特別有效）和花在皮膚上搓揉，就能趕走蚊子。

建議劑量 最建議沖泡成茶飲：一天1到3杯；酊劑：一次20到30滴，一天2到4次。

注意事項 極大量服用可能會導致嘔吐。婦女懷孕期間、患有腎臟或肝臟疾病的患者應避免使用。

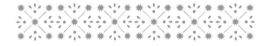

---

21 編按：超級細菌（Methicillin-Resistant Staphylococcus Aureus，簡稱MRSA），中文全名為「抗甲氧苯青黴素金黃葡萄球菌」，是一種對多種抗生素都具有抗藥性的金黃色葡萄球菌，少數對其有效的抗生素不僅價格昂貴，而且都有副作用。

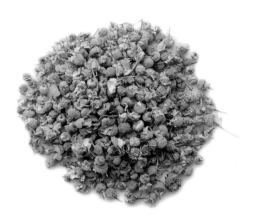

洋甘菊
Chamomile

學　　名	*Matricaria recutita*（德國種）, *Chamaemelum nobile*（羅馬種）
別　　名	大地的蘋果、黃春菊、黃金菊
科　　目	菊科
特　　性	味略苦、性溫
使用部位	花朵
常見製品	茶、香囊、酊劑

　　這種帶著蘋果香氣的藥草不負其學名「母菊（*Matricaria*）」的名稱，我深信它擁有著「母親」般的內涵，因為在拉丁文中，「母體（matrix）」就有子宮的意思。洋甘菊的性質溫和，彷彿能解決世界上所有的問題，就像我們小時候對媽媽的感覺一樣。英國知名的繪本故事《小兔彼得的故事》之中，小彼得兔有一天吃了太多生菜而肚子痛，兔媽媽讓他躺下後，泡了一杯熱洋甘菊茶給他喝，就是因為洋甘菊能舒緩腹痛，小彼得兔才能安然入睡。

　　洋甘菊可分為德國種和羅馬種，兩者之間確實有些差異，但應用在香氛療法中才有明顯的不同。以藥草的使用目的來說，兩種可以交替使用。

效　　用 放鬆，抗敏，抗菌，消炎，止痙攣，消除脹氣，鎮靜。

治療症狀 焦慮，腸胃疾病，發炎，失眠，月經不調，肌肉痙攣，過勞，躁動不安，舒緩皮膚，腸胃不適，潰瘍，外傷藥。

服用方式 我曾使用溫熱的洋甘菊茶包來舒緩針眼（麥粒腫），這是一種眼瞼受到葡萄球菌感染所引起的眼疾。由於我及早發現症狀，狀況還不算非常嚴重；在我熱敷後，患部不但沒有繼續發炎，而且隔天就消腫了！洋甘菊能舒緩脹氣，針對消化不良和抽筋的效果也很好。除了鎮定及放鬆，它還能舒緩下消化道發炎的情形，因此有助於緩解腸躁症。腸胃不舒服的時候，試試看在飯後喝杯茶來改善症狀吧！

建議劑量 茶飲：一天2到3杯；酊劑：一次40到60滴，一天3次或是需要時服用；除非會過敏，一般來說洋甘菊是十分安全的藥草。

注意事項 對菊科植物過敏的人，請避免使用洋甘菊。

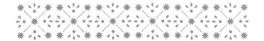

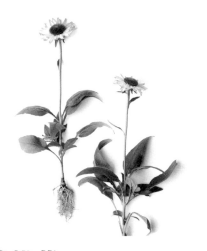

紫錐菊
Echinacea

學　　名	*Echinacea purpurea*
別　　名	松果菊，紫錐花
科　　目	菊科
特　　性	味苦、性涼、乾
使用部位	根部至花頂，整株植物皆具有藥性
常見製品	酊劑、茶、膠囊

　　過去約15到20年間，紫錐菊一直是一種備受爭議的藥草，雖然在科學的領域中，醫界和藥草界可能永遠無法針對其是否具有療效產生共識，但對藥草家而言，對於使用紫錐菊來製作配方，已經具備充分的經驗，也瞭解它確實為我們帶來許多幫助。

效　　用 止痛，抗菌，抗黴菌，消炎，抗氧化，殺菌，抗病毒，止血，增強免疫系統，滋補調理，外傷。

治療症狀 焦慮，頭痛，發炎，感冒及流感，疼痛，皮膚問題。

服用方式 當學校或辦公室裡開始出現病毒感染的徵兆，就是拿出紫錐菊的時候了。最好不要把它當作每天喝的預防性補品，而是在威脅出現時使用，才能發揮它的效果。此外，請遵守「服用兩週，停用一週」的間歇性使用頻率。

另外，當青少年正在狂冒青春痘的時期，可以試著用紫錐菊茶來清洗肌膚。

建議劑量 茶飲：一天3到4杯；酊劑：一次40到60滴，一天最多4次；膠囊：依照標籤使用說明服用。最好以間歇性的方式使用紫錐菊，也就是持續服用兩週、停用一週；或是連續服用兩天、停用一天，以此類推。

注意事項 有人會對紫錐菊過敏，因此如果你曾經對任何植物產生過敏情況，請務必小心使用。頻繁且大量地使用會導致噁心感，有些人甚至不需要服用大劑量也會產生噁心的副作用。患有自體免疫疾病的患者應避免使用。

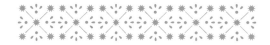

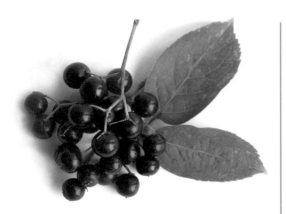

接骨木莓果和接骨木花
Elderberry and Elderflower

學　　名	*Sambucus nigra*
別　　名	西洋接骨木、黑果接骨木、歐洲接骨木
科　　目	五福花科
特　　性	味苦、去濕、性涼、微甜
使用部位	花朵、莓果；葉子的部分僅供外用
常見製品	茶、酊劑、糖漿、喉糖、軟糖、果凍、果汁、醋

　　流感主要是由兩種Ａ型以及兩種Ｂ型流感病毒引起的急性呼吸道傳染病，每年世界衛生組織都會召開會議，根據前一年度的資料來預測下一季可能造成流行的病毒株，進而決定該年度將使用的疫苗。但是，我們當然無法準確預測出正確的流感病毒株來製作流感疫苗，但值得慶幸的是，接骨木莓果總有辦法對付所有的病毒。

效　　用 改善體質，消炎，抗氧化，抗病毒，止血，緩和疼痛，利尿，潤膚，袪痰，增強免疫力，通便。

治療症狀 病毒感染（感冒及流感），關節疼痛，浮腫，便秘。

服用方式 我通常製作成果汁飲用。在平底鍋中放滿新鮮的莓果，加入足夠的水後開火，讓莓果在鍋中釋出果汁，注意不要燒焦即可；如果是用乾燥莓果，則要使用與莓果等量的水。煮好之後充分過濾，等莓果汁放涼後，平放於烤盤上直接放入冷凍庫或放入模型盒裡製成冰磚，需要時直接取用即可。

治療感冒時，則要使用接骨木花的花朵部分。傳統做法會跟薄荷和另一種名為「蓍草」的藥草混合使用，效果極佳。

建議劑量 非常有彈性空間。接觸病菌後避免感染的情況：莓果果汁、糖漿、酊劑或茶：一天4次，至少連續使用3天；平日保養及預防：一天25滴；花朵製成的茶或酊劑：一天3或4次。

注意事項 接骨木莓果和花很安全，但其葉子和樹枝有毒；大量服用生莓果可能會引起胃痛，過量使用莓果或花可能會導致腹瀉。葉子的部分有時會用來製成治療紅腫及瘀青的軟膏或油類。

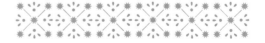

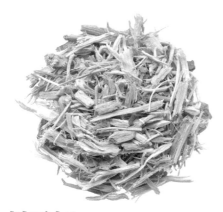

刺五加
Eleuthero

學　　名	*Eleutherococcus senticosus*
別　　名	五加參、西伯利亞人參、俄國參
科　　目	五加科
特　　性	性溫、辛辣
使用部位	大多使用根部；較少使用葉子
常見製品	酊劑、膠囊、錠劑、茶、粉末

　　刺五加是我第一個開始使用的適應原藥草，對我來說它一直有著神奇的功效。當時我們把此藥草稱為「西伯利亞人參」，事實上它並不是人參（人參屬），只是因為擁有太多同性質的適應原藥性而得其別名。為了減少誤會，美國政府在2002年將此藥草命名為「刺五加（eleuthero）」。

　　在西伯利亞曾經進行過一項研究，對象為在某一棟封閉建築物裡工作的工廠員工。研究中分為實驗組和對照組，實驗過後發現，服用刺五加的實驗組員工在各項測量的項目都比對照組有更好的表現，包括生產力、精神集中力、耐力、工作滿意度等等，請假天數也相對較少。

　　購買刺五加時請務必認明信譽良好的賣家，因為市面上常常會出現假貨。

效　　用 適應原，調理腎上腺，抗癌，抗糖尿，抗病毒，提高免疫力，保護神經，滋補調理。

治療症狀 焦慮，大腦功能，感冒，疲勞，流感，皰疹，壓力。

服用方式 如果覺得每天都很累、每天都感到心情痛苦，可試試看持續服用刺五加一個月，之後停用一週，再服用一個月後，自行評估使用效果。在我們必須處理大型專案或是超級無聊冗長的工作時，刺五加能為我們補給耐力，讓我們有力氣繼續奮鬥下去。

建議劑量 酊劑：30到50滴，一天1到3次；膠囊：依照標籤使用說明服用。

注意事項 雖然副作用很少見，但有嚴重高血壓、失眠、易怒、抑鬱和焦慮的人應避免使用刺五加。

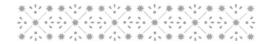

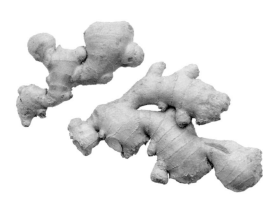

薑
Ginger

學　　名	*Zingiber officinale*
別　　名	生薑、薑仔、薑母、還魂草
科　　目	薑科
特　　性	辛辣、性熱、味甜
使用部位	根部
常見製品	茶、酊劑、泡澡、薑糖、新鮮 生薑、醃漬品、粉末、糖漿

　　台灣人的家常料理中，常常使用薑來入菜，但對於大多數的西方人來說，第一次體驗到這種辛辣又有香氣的植物，是小時候生病時會喝到的「薑汁汽水」。薑可以說是治療所有噁心反胃感的萬靈丹，就算這種美麗的植物不具有藥效，在日常生活中也已經夠好用了。但事實上，薑還有其他更多的療效，各種研究都還在持續進行中，但目前這種辛辣、性熱的植物根部所帶來的療效，我們目前僅挖掘出冰山一角而已。

效　　用 鎮痛，消炎，抗菌，抗黴菌，抗病毒，消除脹氣，發汗，增強免疫力，保護神經，生熱，抗凝血。

治療症狀 關節炎，感冒，流感，脹氣，消化不良，發炎，孕吐，一般噁心反胃，動暈症（暈車、暈船等），關節疼痛（外用及內服），偏頭痛。

服用方式 薑能加強其他藥草製品的療效，所以我會加進幾乎任何一種藥草茶中。我最喜歡的感冒／流感茶配方含有以下成分：鼠尾草、檸檬、蜂蜜，和大量的新鮮生薑泥。

蜜餞生薑和薑糖是我的急救包和車上雜物箱裡的必備品，能夠迅速舒緩暈車帶來的不適症狀。

建議劑量 茶飲：味道辛辣，因此一天3杯就很多了；酊劑：25至50滴，一天服用數次。

注意事項 薑具有抗凝血的功效，因此如果你正在服用抗凝血藥劑，需適度使用。服用超過1茶匙粉末狀或1大匙生薑，可能會引起胃灼熱。

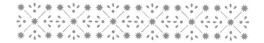

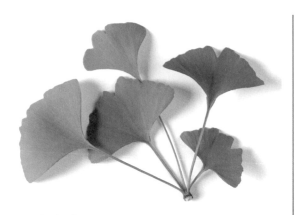

銀杏
Ginkgo

學　　名	*Ginkgo biloba*
別　　名	公孫樹、鴨掌樹、鴨腳子、白果樹
科　　目	銀杏科
特　　性	味甜、酸、苦、平性
使用部位	大部分使用葉子；世界上部分地區使用果仁
常見製品	酊劑、膠囊、錠劑

　　季節來到秋天時，銀杏樹會轉變成一種美麗的金黃色，如果你記住了那顏色，在樹林裡你遠遠地就能辨識出銀杏樹。銀杏樹所生出的果實中含有可食用種子，但外面的果肉會造成接觸性皮膚炎，而且味道很臭。

　　銀杏原產於中國，據推測已經活了超過2億7千萬年，因此它也被當作是一種活化石。現今世界上仍舊存在超過1000歲的銀杏樹，有趣的是，這些老樹不但沒有老化的現象，還持續長出新芽中，狀態依舊十分強健，這個植物實在

蘊藏著許多值得我們去學習的地方。目前與銀杏相關的研究，多與大腦、眼睛健康，以及其他血液循環的問題有關。

效　　用 鎮痛，消炎，抗焦慮，刺激循環功能，降血壓，提升記憶力。

治療症狀 循環問題，記憶力減退，阿茲海默症，青光眼，暈眩，耳鳴，聽力下降，性功能障礙。

服用方式 有一句話是這麼說的：「如果我記得住的話，我就會提醒自己每天服用銀杏」。一般認為銀杏能改善大腦的血液流動，包括細小的微血管，因此服用銀杏會讓大腦變得更健康、記憶力變好。銀杏能夠治療上述疾病的主因，就是因為具有增加血液循環的能力。

建議劑量 酊劑：25至50滴，一天服用3次，持續2個月後評估效果；膠囊或錠劑：依照標籤使用說明服用。

注意事項 可能會影響抗凝血藥物的作用，例如華法林（Warfarin）和阿斯匹林；也可能會影響治療高血壓及糖尿病的藥物，因此使用銀杏前請務必諮詢醫生。

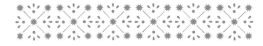

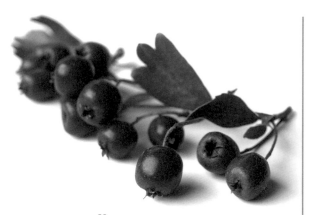

山楂 [22]
Hawthorn

學　　名	*Crataegus laevigata*
別　　名	酸楂、仙楂
科　　目	薔薇科
特　　性	性溫、味酸、微甜
使用部位	莓果、葉子、花朵
常見製品	酊劑、茶、膠囊、錠劑

　　作為十分受歡迎又具有故事性的樹種，山楂的歷史可說是淵遠流長。原產於歐洲的英國山楂，普遍認為對心血管疾病具有療效，在需要幫助或治療的時候，山楂就有其用武之地。要注意的是，使用任何藥草自我照護之前，請先獲得清楚完善的病症診斷。所有人，尤其是特別擅長忍耐的女性，太常會忽略身體上的病痛，甚至拖到為時已晚的地步。請好好傾聽身體發出的訊息，好好照顧自己的健康。

效　用　抗焦慮，降血壓，消炎，抗氧化，止血，強心，消除脹氣，利尿，放鬆。

治療症狀　焦慮，高血壓，心臟功能衰退，補心，消化不良，傷心欲絕，壓力。

服用方式　在你感到心碎或是悲痛時，心臟可能會產生疼痛或是收縮感，山楂正是一種能幫助減緩疼痛的藥草，因此許多藥草家會在治療心碎的酊劑中加入山楂，同時它也具有緩和不安情緒的效果。但為了安全起見，請務必先到醫院就診，確認自身的健康狀況。

建議劑量　劑量依病症而有所不同。預防用的酊劑：25至30滴，一天服用3次；膠囊或錠劑：依照標籤使用說明服用。

注意事項　如果正在服用心臟藥物，使用山楂前請先與你的醫生諮詢，因為山楂可能會干擾或增強藥物的療效。

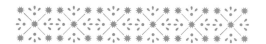

---

[22]　編按：山楂約有200多種，依產地有不同的學名和別名。這裡的山楂是指原產於歐洲的英國山楂（*English Hawthorn*），學名為 *Crataegus laevigata*，在西方藥草中普遍認為對心血管疾病有療效；台灣的常見山楂為中國山楂（*Chinese Hawthorn*），學名為 *Crataegus pinnatifida*，使用在中藥材時被認為有助於腸胃消化。

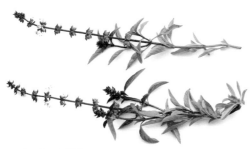

聖羅勒
Holy Basil

學　　名	*Ocimum tenuiflorum*
別　　名	神羅勒、打拋葉
科　　目	唇形科
特　　性	同時性熱且涼；辛辣且味甜
使用部位	土壤外的植物部分
常見製品	茶、酊劑、錠劑、膠囊

　　聖羅勒具有一種令人難以置信的野性魔力，讓你能夠置身事外、客觀檢視目前的狀況，並改變看事情的角度，絕對是值得你去深入認識的藥草。

　　在印度文化中，這種植物因為太重要又太尊貴，在住家中庭裡會特別設計一個區塊，專門用來種植聖羅勒；其木質的莖會被剪下，刻製成圓珠狀，當作念珠使用。

　　對印度人民來說，聖羅勒具有特殊的意義，他們相信這種植物是神明，財富女神拉克希米[23]就置身於其中。而這其實也不難想像，因為聖羅勒除了在情緒上能帶來神奇的助力之外，目前已經

被應用在治療從牙痛到瘧疾的病症，應用範圍十分廣泛。

效　　用 適應原，鎮痛，抗菌，抗憂鬱，抗黴菌，消炎，抗氧化，抗病毒，抗焦慮，平衡脈輪[24]，利尿，祛痰，冷靜，消除負面情緒，鎮定神經，保護神經，增強免疫系統，滋補調理。

治療症狀 壓力，潰瘍，關節疼痛，頭痛，感冒，流感，牙痛，皮膚問題，發炎。

服用方式 我曾經使用聖羅勒和接骨木照護一位免疫功能低下的病人，加上在日常生活中養成勤洗手等良好生活習慣，讓他整整三年都保持著健康狀態。

聖羅勒能給你勇氣，帶給你力量去面對像是面試、考試等重要場合，甚至是生活中不愉快的衝突和充滿負面情緒的人。

建議劑量 酊劑：25至50滴，一天服用3到4次；茶飲：一天4杯茶；膠囊或錠劑：依照標籤使用說明服用。

注意事項 使用期間可能會降低生育力。

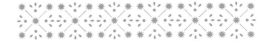

23　編按：原文Lakshmi是印度神話裡的幸福與財富女神，亦可音譯為「樂濕彌」，也有「吉祥天女」和「財富女神」等中文譯名，傳統上被認為是毗濕奴的妻子。

24　編按：脈輪（Chakras）在印度瑜伽的觀念中是指身體各部位匯聚能量之地，人體共有七個脈輪。保持脈輪平衡有助於身心健康，並且能夠改善整體的生活。

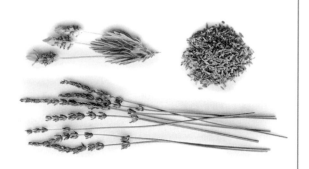

薰衣草
Lavender

學　　名	*Lavandula officinalis* 或 *Lavender spp.*
別　　名	愛情草、真薰衣草
科　　目	唇形科
特　　性	性涼且溫熱，辛辣且苦
使用部位	花朵，但其實土壤外的植物部分都有效
常見製品	茶、膠囊、泡澡劑、醋；較少製成酊劑

在我開始懂得使用薰衣草製作配方之前，就已經讀過許多歌頌其美麗與芳香的詩句，也聽過不少人讚美它的功效，但當我第一次聞到薰衣草精油的味道時，其實我很失望，因為它聞起來藥味非常重，並不是我想像中的美妙花香。但是，當你將薰衣草花蕊加入茶飲或是料理之中，藥味很快就會蓋過其他味道，變成宜人的花香，因此最好微量使用即可。薰衣草具有讓人感到放鬆的藥性，請務必嘗試看看這個名不虛傳的功效。

效　　用 抗菌，抗憂鬱，抗黴菌，消炎，殺菌，止痙攣，抗病毒，香氛，消除脹氣，護肝，放鬆、鎮定。

治療症狀 焦慮，腹脹，燙傷，憂鬱，黴菌感染，頭痛，失眠，腸脹氣，噁心，皮膚問題，壓力，曬傷，腸胃不適。

服用方式 將薰衣草浸泡橄欖油，可用來按摩痠痛的肌肉，頭痛時按摩太陽穴，或是當作單純放鬆的按摩油也很棒。泡澡時，也可以加進少量。

在一杯薄荷茶中加入一小撮薰衣草，能幫助放鬆或是舒緩反胃感。製成茶飲使用時，通常是配方中的其中一種藥草材料，因為單獨使用時的味道並不好。

建議劑量 茶飲：需要時就可飲用；酊劑：需要時一次使用20到30滴；膠囊：依照標籤使用說明服用。

注意事項 幾年前曾經出現一些誇大的報導，指出使用薰衣草會導致青春期男孩的乳房生長，（據我所知，報導中並沒有提到女孩，並且更確切地說僅有三名男孩）。這些報導都與使用高濃度的薰衣草精油有關，而我們在此討論的範圍，皆為濃度較低的製品。

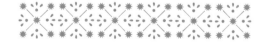

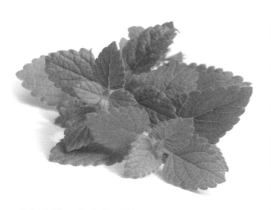

檸檬香蜂草
Lemon Balm

學　　名	*Melissa officinalis*
別　　名	香蜂草、檸檬香草、蜜蜂花
科　　目	唇形科
特　　性	性涼，乾，微苦
使用部位	葉子，於開花前最佳
常見製品	茶、酊劑、甘油、醋、浸泡油、軟膏、純露、粉末

　　檸檬香蜂草很適合自己在家種植，因為使用新鮮的檸檬香蜂草或是自行風乾後的藥草療效，都遠比購買市售品來的要好。這種植物有時候會被為「檸檬香味碧麗珠[25]」，因為它的味道跟家具清潔劑很像。雖然一開始的香味很濃烈，但自然風乾幾個月後，味道會漸漸變淡。

　　如果你問五個人最喜歡檸檬香蜂草的哪一種功效，你可能會獲得五種不同的答案。一個人會說是感冒必用，另一個則是喜愛它舒緩焦慮的效果，還有一個可能會提到治療失眠等症狀。即使當

香氣消失了，檸檬香蜂草仍然能繼續發揮其鎮定、治療和舒緩的作用。

效　　用 抗憂鬱，止痙攣，抗病毒，抗氧化，消除脹氣，鎮定神經，提升記憶力、鎮定。

治療症狀 焦慮，認知功能，唇皰疹，抽筋，頭痛，皰疹，消化不良，失眠，情緒問題，噁心反胃，神經痛，季節性情緒失調，帶狀皰疹，壓力。

服用方式 因為其強大的抗病毒藥性，檸檬香蜂草能有效治療各種皰疹，如唇皰疹、水痘、帶狀皰疹和生殖器皰疹。我個人愛用純露（因為我手邊有蒸餾器，所以對我來說製作起來並不困難），將濃度高的浸泡油放進噴霧瓶中使用也很不錯。

　　壓力讓你總是無法好好思考嗎？服用一些檸檬香蜂草，好好放鬆一下吧。

建議劑量 酊劑：40到60滴，需要時一天服用3到4次；茶飲：需要時服用；膠囊或錠劑：依照標籤使用說明服用；需要時可外敷。

注意事項 如果正在服用甲狀腺藥物，應避免服用，因為會干擾藥效。

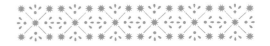

25　編按：原文「Pledge」 為外國清潔品牌，是專門用來清潔木質地板或家具的清潔拋光劑，中文品牌名稱為「碧麗珠」。

藥蜀葵根
Marshmallow Root

學　　名	*Althaea officinalis*
別　　名	藥蜀葵、棉花葵
科　　目	錦葵科
特　　性	味甜，清涼，濕潤
使用部位	主要使用根部；有時也會使用花跟葉子
常見製品	膠囊、軟膏、乳液、茶、酊劑、糖漿、乾燥藥草、溼敷藥

　　大約一百年以前，棉花糖的成分就是藥蜀葵根。製作方式是將藥蜀葵根煮軟後加糖，最後再加進明膠使其快速變乾；當時這是一種超人氣甜點，商家的生意甚至好到來不及製作。在醫療使用方面，幾千年前藥蜀葵根就被當作治療傷口以及喉嚨痛的藥草，以及不斷地被測試是否可治療更多不同的疾病。這種植物曾經廣受世人的喜愛，也曾經不受

青睞，無論如何，它一直都在等著我們去挖掘出它的更多妙用。

效　　用 消炎，止痙攣，止咳，緩和疼痛，利尿，潤膚，鎮定神經、放鬆、滋補調理、外傷藥。

治療症狀 支氣管炎，燙傷，便秘，乾咳，腹瀉，胃灼熱，逆流性食道炎，皮膚刺激過敏，喉嚨痛，胃部不適，尿道炎，潰瘍性結腸炎，潰瘍。

服用方式 以藥蜀葵根和液體所製成柔滑又舒緩的黏液，用來舒緩口腔、肛門等黏膜組織是最適合不過的。用接近室溫的水浸泡過夜，隔天早上就可以喝到濃稠舒緩的飲品。如果不喜歡黏滑的口感，也可加入其他食材放進果汁機一起攪打，像是香蕉、優格等等。

將藥蜀葵根搗碎後，濕敷在乾裂、過敏的皮膚上，也有非常好的治療和舒緩效果。

建議劑量 請遵循購買時外包裝上的標籤使用說明。

注意事項 服用藥蜀葵根時，要搭配喝下一整杯水（或茶）。藥蜀葵根可能會干擾其他藥物的療效，尤其是治療血糖的藥物，如果有在服用其他藥物，請務必和藥蜀葵根間隔至少一小時。

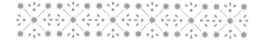

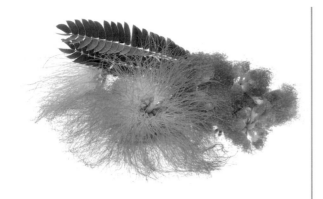

含羞草
Mimosa

學　　名	*Albizia julibrissin*
別　　名	見笑草、感應草、知羞草
科　　目	豆科
特　　性	性涼，濕潤
使用部位	樹皮和花朵
常見製品	茶、酊劑、膠囊

　　這種美麗帶有香味的粉紅色花朵，看起來像是一球球細小的光纖線，由內而外散發著光芒。它最為人知的特色就是葉片敏感，觸碰到就會立刻閉合。當我們看著植物，並詢問它們能帶給我們什麼樣的功效時，含羞草給我們一個非常清楚的答案——它能幫助我們找回心裡的光亮，並且保護我們不受傷害。在狂風暴雨中，樹枝會從樹上脫落，彷彿是在對我們說著，「拿走吧，讓我的樹枝保護暴風雨中的你。」如果你住家附近有種植含羞草，不要對它視而不見，因為它能帶給你特別的力量。

效　　用 花朵：消除脹氣，幫助消化，鎮定，滋補調理，振奮，使心情明亮；樹皮：止痛，消除脹氣，利尿，冷靜，鎮定，刺激，滋補調理，驅蠕蟲，外用濕敷。

治療症狀 焦慮、憂鬱、悲痛、睡眠問題（失眠），喉嚨痛，陰鬱或情緒不穩定，創傷引起的腫脹。

服用方式 我喜歡使用多一點樹皮加上少量花朵的混合用法，因為含羞草花的外型較為鬆散，單獨用花朵似乎過於「虛無飄渺」，而我是個需要安定感的人（也就是使用樹皮）。就我的個人經驗而言，含羞草加上聖羅勒的混合配方，用來減緩強烈悲痛的效果最好，兩種植物的作用相輔相成，提醒你明天又是美好的一天。

除此之外，增加樹皮比例的酊劑或水煎劑，對於治療焦慮症狀有絕佳效果。

建議劑量 酊劑：40到80滴，需要時每天最多服用3次；茶飲：一天3或4次；膠囊：依照標籤使用說明服用。

注意事項 懷孕期間不建議服用。

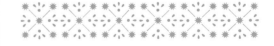

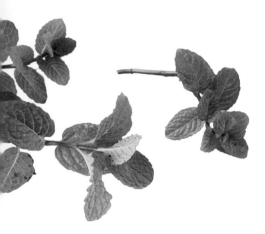

薄荷
Mint

學　　名	*Mentha spp.*
別　　名	夜息香
科　　目	唇形科
特　　性	性涼
使用部位	開花前的葉子
常見製品	茶、酊劑、泡澡劑，糖果，口香糖，糖漿

在我居住的地方，薄荷通常生長在小溪和草地附近，所以放學後喜歡在溪邊到處玩的小孩，幾乎都會認識這種植物，有時還會摘回家泡茶喝。大家都知道，這是一種會出現在各種糖果跟冰淇淋的口味，偶而也會使用在各種菜餚裡。草地茶[26]含有大量的綠薄荷（spearmint），其味道溫和、舒緩又清涼。胡椒薄荷（peppermint）則含有較高的薄荷醇成分，醫療上較常使用此種薄荷。

效　　用 抗菌，抗黴菌，抗組織胺，消炎，抗氧化，抗焦慮，消除脹氣，清涼退熱。

治療症狀 焦慮，充血，咳嗽，抽筋，疲勞，脹氣，消化不良，噁心反胃，壓力。

服用方式 久站了一整天後，使用胡椒薄荷來泡腳是舒緩疲勞的好方法，還有助於擺脫雙腳上的黴菌感染。泡腳時可以另外加入蘋果醋，能夠增加抗黴菌的功效。

晚餐後喝一杯綠薄荷茶可以幫助消化，也有減輕疲勞的效果。

當你感到整個腦袋充滿混亂的思緒時，一杯胡椒薄荷茶能讓你感覺神清氣爽，喝的時候記得從鼻子吸入茶的熱氣。

建議劑量 茶飲：需要時飲用；酊劑或糖漿：需要時服用；薄荷很安全，因此需要時就能使用。

注意事項 胡椒薄荷可能會加重胃灼熱或是逆流性食道炎症狀，而綠薄荷能幫助減輕這些症狀。請注意：這裡的討論並不包含薄荷精油，因為精油是極為濃縮的產品，使用方式完全不同！許多坊間的資訊都是關於精油，有人會推薦直接內服，但請務必在有專業執照的香氛治療師指示下，才能食用精油。

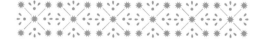

26　編按：草地茶（Meadow Tea）是一種薄荷茶，源自賓州德裔地區（Pennsylvania Dutch Country），製作方法是將新鮮薄荷葉用熱水熬煮數小時，過濾後依個人喜好加入糖漿、檸檬片調味，加入冰塊後飲用。

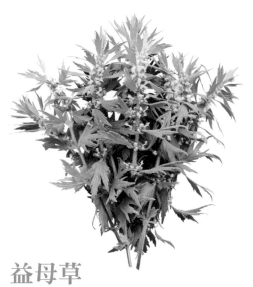

益母草
Motherwort

學　　名		*Leonurus cardiaca.*
別　　名		茺蔚、獅子的尾巴
科　　目		唇形科
特　　性		性涼，味苦，乾
使用部位		開花時頂端部分的15～20公分，葉子，莖和花朵
常見製品		酊劑、膠囊、偶爾也有茶飲

一想到益母草，總是讓我會心一笑，因為我有個平時非常淡定的朋友曾經跟我說，當小孩快要把她逼瘋的時候，她就會服用益母草，而我實在無法想像他們到底是做了什麼事，把一個平常如此冷靜的人逼到如此境地。這種植物的外型很好辨認，幼葉時期會長出很多裂片跟皺褶；當植物成熟後，上半部的葉子大多會呈三裂片狀，它的外型常會讓我聯想到恐龍的腳印，我相信如果你有一天親眼看到它們，你也會同意我的說法（或者會跟我的家人一樣翻白眼）。跟同樣屬於唇形科的薄荷一樣，益母草的花蕊以穗狀花序生長，但要小心，因為它們有刺！

效　　用 鎮痛，抗菌，抗黴菌，抗氧化，止痙攣，止血，強心，刺激血液循環，發汗，利尿，調理月經，增強免疫系統，通便，鎮定神經，鎮靜，滋補調理，保養子宮，血管擴張。

治療症狀 焦慮，心跳過快或不規律，頭痛，易怒，抑鬱，更年期症狀，生理痛，情緒波動，經前症候群，悲傷，子宮問題。

服用方式 益母草酊劑對於治療熱潮紅跟夜間盜汗的效果極佳，我所認識的許多更年期女性，都認同常她們的情緒起伏較大時會引發熱潮紅，常常不自覺就會發生。益母草能有這樣的療效其實很合理，因為它同時對經前症候群等女性生理問題有令人驚訝的成效，包括舒緩易怒、身體不適、脹氣和經痛，可以說是天賜的良藥。

建議劑量 酊劑：20到30滴，一天服用3次；膠囊：依照標籤使用說明服用；茶飲：泡成茶的味道很苦，所以無法一次喝很多。

注意事項 如果你正在服用心臟藥物，使用前請務必諮詢醫生。懷孕以及更年期初期（仍有月經但不規律的時期）應避免使用。

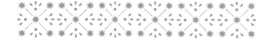

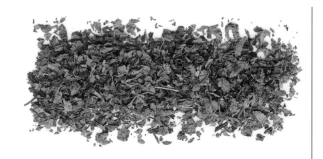

蕁麻
Nettle

學　　名	*Urtica dioica*
別　　名	蜇人草、無情草、咬人貓
科　　目	唇形科
特　　性	去濕，性熱，味甜，鹹
使用部位	開花前的葉子，根部，種子
常見製品	茶、酊劑、膠囊、食品、泡澡劑

　　整株植物的每一個部分都具有功用的藥草不常見，而蕁麻就是其中之一。其根部最為人知的效用就是保養老化的攝護腺；葉子則可作為食物，也就是製作本書中所介紹的藥草配方；其種子能補充精力；而莖部的作用則與亞麻秸稈類似，能製成牢固的繩索以及纖維製品。蕁麻遍布於世界各地，在荒野中也能自行生長和散播。這樣的植物特性，我們應該要多多去瞭解，以遏止人類繼續使用具有破壞力的耕種方式。患有嚴重關節炎或是痛風的人，痛起來的感覺有如針刺，使用蕁麻能減輕發炎症狀。如果你覺得以上的功能還不夠萬用的

話，我在我們家後門種了蕁麻，現在就有了天然的防盜裝置[27]。

效　　用 抗菌，抗組織胺，消炎，止血，抗鼻塞，利尿，祛痰，滋養，滋補調理。

治療症狀 過敏，貧血，抽筋，濕疹，浮腫，疲勞，痛風，熱潮紅，水腫，一般虛弱。

服用方式 春天時，我會把蕁麻當作蔬菜來食用。蕁麻在早春便會生長，只要把外部的葉子稍微撥開，就能看到我們可食用的嫩葉。美國人的烹飪方式，是將一大盤的蕁麻蒸好之後用奶油拌過，台灣人可以用一般炒青菜的方式煮食即可。這是一道會讓你邊吃邊感覺到滋補效果的菜餚，吃完後會讓你感到精神飽滿。另外，針對季節性的過敏症狀，我們在家也會製作蕁麻加上蜂蜜花粉的浸泡製品。

建議劑量 隨意。

注意事項 這是一種能排毒的藥草，服用時請記得多補充水分，並且在浸泡製品中加入一些車前草或是藥蜀葵粉。

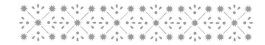

---

[27] 編按：蕁麻的莖葉上有很多細小的尖刺，當人碰觸到以後，會讓皮膚產生又痛又癢的感覺，所以有些住家的確會刻意栽種蕁麻來防盜。

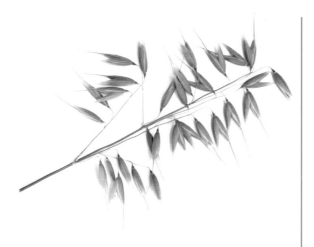

燕麥
Oats

學　　名	*Avena sativa*
別　　名	烏麥、燕麥草
科　　目	禾本科
特　　性	濕潤，味甜，性溫
使用部位	土壤之外的所有部分
常見製品	酊劑、茶、食品、泡澡劑

　　燕麥近年來被視為「超級食物」，這是一種幾乎在生長的每一階段都具有功能的植物。未熟成的燕麥胚芽在其分泌乳白汁液的階段是一種很受歡迎的補品；燕麥桿（燕麥的莖部）對於神經系統極為滋補；最後就是燕麥的種子，是我們用來製作成早餐和餅乾的食材。也許你的日常生活早就在食用燕麥了，卻沒想到它也屬於藥草的一種，而且蘊藏著許多神奇的治療功效。

效　　用 抗憂鬱，鎮定神經，滋養，修復。

治療症狀 腎上腺過勞，焦慮，產後憂鬱，無法集中注意力，憂鬱，疲勞，痛風，排便不順，缺乏性慾，神經緊張，肥胖，皮膚問題，壓力。

服用方式 食用燕麥能幫助改善便秘，且因為燕麥能讓人維持長時間的飽足感，可以幫助減肥。

燕麥桿和燕麥胚芽對於神經系統具有出色的調理作用，能循序漸進地強化神經，同時具備放鬆和舒緩的效果。

建議劑量 隨意使用。與一般傳統藥草相比，燕麥所有的形式和配方都能以相對較大的劑量使用（或食用）。茶飲：通常會製成高濃度的浸泡製品，也可以將燕麥混合於配方中的一部分；酊劑：4到5滿滴管，一天服用3次。

注意事項 大致上來說，燕麥是非常安全的植物。

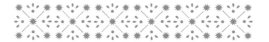

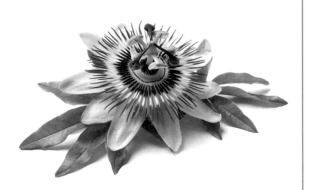

西番蓮
Passionflower

學　名	*Passiflora incarnata*
別　名	山葡萄、野百香果、時計草
科　目	西番蓮科
特　性	性涼，去濕
使用部位	葉子，莖，花朵
常見製品	茶、酊劑、膠囊、錠劑

　　西番蓮的花朵十分鮮艷美麗，即使處在嚴峻的環境下，它的藤蔓仍舊會生氣勃勃地生長，甚至具有侵略性，會纏繞住任何阻擋它成長的障礙物。西番蓮的藤蔓上長滿捲曲的卷鬚，當我使用它製作酊劑或茶飲時，我會一併取下大量的卷鬚部分。我認為，植物會以外在的形象來傳達其特性，那些卷鬚會讓我聯想到我應該停下那不斷纏繞在腦中的思緒。不用懷疑，把那些卷鬚也加進去配方裡吧！

效　用 鎮痛，抗氧化，抗憂鬱，止痙攣，催眠（安眠），降血壓，鎮定神經。

治療症狀 戒斷上癮，焦慮，思緒煩躁，肌肉痙攣，神經痛，帶狀皰疹，失眠。

服用方式 茶或酊劑能以不同的方式讓人放鬆，最為人知的功效是讓人停下無止盡的循環思考，尤其是當大腦反覆出現相同（通常是不愉快）的想法時。這是一種具有催眠效用的藥草，意思就是藥性頗強，也具有放鬆肌肉的效果。

西番蓮治療神經痛及帶狀皰疹也有很不錯的成效，帶狀皰疹會帶來嚴重的疼痛感，我曾經罹患過一次輕微的帶狀皰疹，去看醫生時我以為我的膽囊要爆開來了。西番蓮不但能幫助睡眠，還能夠減緩疼痛，可以說是這種藥草的天賦異稟之處。

建議劑量 酊劑：25到50滴，一天服用3次，這個配方會讓人產生睏意，因此最好在睡前服用。

注意事項 懷孕期間不適用，也不能與其他放鬆或鎮定藥物一起使用。請勿與單胺氧化酵素抑制劑[28]或抗凝血藥物一起使用。

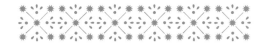

28　編按：單胺氧化酵素抑制劑（Monoamine oxidase inhibitors，簡稱MAOIs），一種抗抑鬱藥，也用於治療帕金森氏症。

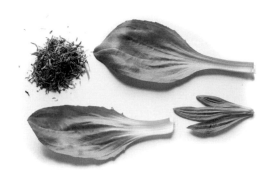

車前草
Plantain

學　　名	*Plantago spp.*
別　　名	車輪菜子、五更草、牛舌草子
科　　目	車前草科
特　　性	鹹，味苦，性涼，濕潤
使用部位	葉子和種子
常見製品	茶、酊劑、軟膏、濕敷藥、浸泡油、醋、泡澡劑、面膜、放進嘴裡嚼碎後當作濕敷藥膏

　　車前草生性強健、生長快速，幾乎在任何地區都能夠生長，可以說是一種唾手可得的植物。每次我去參加美國戶外的藥草活動，我請人低頭隨意看向他們的腳邊，很可能就會看見茂盛的車前草。這種植物是由殖民者飄洋過海帶來的，跟著前人的腳步散播各地。雖然也有其他種子跟著一起被帶來海外，但很少有像車前草這樣強韌的植物，能夠被散播到這麼遠的地方。它既是一種藥方，也可以當作食物食用。

效　　用 改善體質，鎮痛，消炎，抗菌，止痙攣，止血，抗鼻塞，緩和疼痛，利尿，引毒，祛痰，清涼退熱，滋補調理，外傷濕敷。

治療症狀 膀胱發炎，燙傷，便秘，濕疹，牙齦問題，痔瘡，蚊蟲叮咬，牛皮癬，紅疹，喉嚨痛，細小的皮膚創傷。

服用方式 車前草具有引出毒素的藥性，用來處理蚊蟲叮咬及細小刺傷的效果極佳。我發現將微量搗碎的車前草和黏土，放進耐熱的茶包中，能有效引流出唾液腺結石。車前草製成的浸泡製品，對於消化系統也有癒合及舒緩的作用。

建議劑量 一般認為十分安全。茶或酊劑：一天服用3次；外用濕敷：需要時可重複使用。

注意事項 無。

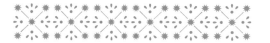

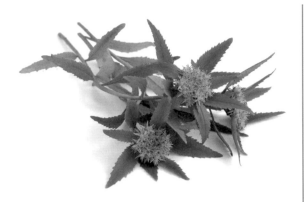

紅景天
Rhodiola

學	名	*Rhodiola rosea*
別	名	薔薇紅景天
科	目	景天科
特	性	性涼，去濕
使用部位		根部
常見製品		茶、酊劑、膠囊、錠劑

　　紅景天通常以乾燥後的根部小塊販售，聞起來有柔和的玫瑰香氣，製成的酊劑也有淡淡的玫瑰味道。生長於高海拔的山區，分布在歐洲、亞洲及部分北美洲寒冷且地形崎嶇的區域。關於這種帶有甜味的植物，號稱有許多神奇的功效（雖說這對於適應原藥草來說不是什麼稀奇的事），在俄國和瑞典等國家曾做過研究，紅景天具有改善體力和神經系統的功能，已經過核准可於多方面廣泛使用。

效　　用 適應原，抗憂鬱，抗老化，保護心臟，提升記憶力，刺激振奮。

治療症狀 焦慮，憂鬱，疲勞，頭痛，缺乏活力，精神疲勞，無法集中注意力，記憶力差，壓力，虛弱無力。

服用方式 紅景天對那些常常把自己的體能逼到極限的人很有幫助，在運動過後能大幅縮短復原時間。身為一個雜誌發行人和作家，我最害怕的就是截稿日，因此當我時間不夠用卻需要保持專注力時，紅景天就是我最好的搭檔。

建議劑量 茶飲：一天1到2杯；酊劑：20到35滴，一天服用1或2次。購買市售品則依照標籤使用説明服用。

注意事項 患有躁鬱症應避免使用，如果懷孕、正在哺乳，或是正因為情緒問題服用藥物的患者，使用前請先諮詢專業人士。紅景天需於早晨空腹時服用，才不至於讓你睡不著，或是睡著後頻繁做夢。

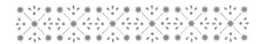

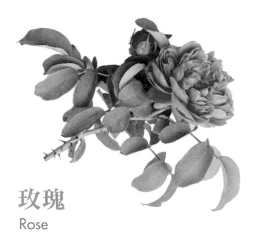

玫瑰
Rose

學　　名	*Rosa spp.*
別　　名	刺玫花、徘徊花
科　　目	薔薇科
特　　性	性涼，濕潤，味甜
使用部位	花朵全部，花瓣，玫瑰果
常見製品	茶、酊劑（甘油）、油類、浸泡蜂蜜、醋、花精、玫瑰水、精油、香皂、外用濕敷、乳液

　　玫瑰通常被視為愛的禮物，但其實它們更是心情起伏的慰藉。除了象徵愛情，玫瑰還具有各式各樣的的功效，但人們對它的印象就是如此而已。當你懂得如何善用玫瑰時，你會驚訝於玫瑰不僅美麗，更是一種神奇的藥物，它能照顧我們情緒的健康，還能治療上百種生理上的問題。

效　　用 抗憂鬱，消炎，殺菌，止痙攣，抗病毒，壯陽／增加性慾，止血，穩定心緒，祛痰，鎮定神經，滋養，清涼退熱，鎮定，止痛，滋補調理。

治療症狀 疼痛，燙傷（尤其是曬傷）引起的灼熱及發炎，一般外傷，抓傷，挫傷，紅疹，蚊蟲叮咬，心理創傷，驚嚇，喉嚨痛和口瘡。

服用方式 我母親最愛的臉部保養品就是玫瑰水和甘油，她覺得能退熱、舒緩，同時還有緊實的效果。甘油是醇類，是一種可溶於水的天然保濕劑。保養臉部之餘，服用一到兩劑玫瑰甘油，針對神經、憂鬱、悲傷和精神狀態不佳，也能帶來冷靜和舒緩的作用，讓你重新振作起來。

建議劑量 茶、酊劑或是甘油都能於需要時隨時服用，每次以一滿滴管為原則。外用品也非常溫和且安全。

注意事項 除了少數會對玫瑰過敏的人之外，無特別注意事項，玫瑰果在種子囊中有細小毛狀，因此泡茶時請小心避免尖刺，或是將茶仔細過濾。

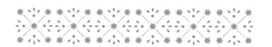

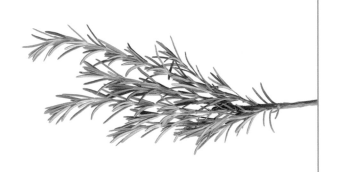

迷迭香
Rosemary

學　　名	*Salvia rosmarinus*，以前稱為 *Rosmarinus officinalis*
別　　名	海洋之露
科　　目	唇形科
特　　性	性熱，乾，辛辣
使用部位	莖，葉子，花朵
常見製品	茶、酊劑、浸泡油、醋、膠囊，經常於料理中使用

作為一種被廣泛使用的食物香料，大多數人早就聽說過迷迭香，但你可能從來沒有想過它所擁有的藥性。當一種香料散發出香味時（絕大多數都有），就表示它能產生出微量的精油。具有香氣的藥草可以從精油中獲得特定的藥性，而這些香料都對身體健康有著不少益處。鼠尾草、百里香以及迷迭香所呈現出的藥性有許多共同點，請努力把這些鮮明的味道加入你的餐點吧。

效　　用 鎮痛，抗菌，抗黴菌，消炎，抗氧化，抗風濕，殺菌，止痙攣，抗病毒，香氛，消除脹氣，幫助消化，利尿，促進乳汁分泌，輕微通便，鎮定神經，保護神經，刺激振奮，滋補調理，外傷濕敷。

治療症狀 焦慮，血液循環，注意力，胃抽筋和胃脹氣，頭皮屑，輕微憂鬱，濕疹，體力透支，壓力，虛弱無力。

服用方式 近來有使用洗髮皂來取代傳統洗髮精的趨勢，以減少外包裝所製造出的垃圾。肥皂會讓頭髮的毛囊打開，而使用醋來潤髮可以關閉毛囊。試試看以迷迭香浸泡醋幾週，過濾後加進醋量兩倍的水，即完成迷迭香浸泡醋。依頭髮長度而定，用一杯或兩杯迷迭香浸泡醋在洗髮後沖洗，對頭皮有非常好的養護效果。

迷迭香茶能提振你的精神，不需要咖啡因就有重新活過來的感覺。

建議劑量 在食物裡加入迷迭香，一般來說皆為安全的使用劑量；但使用茶或酊劑時，一天服用量不可超過2次。

注意事項 迷迭香可能會干擾一些藥物，像是抗凝血劑、高血壓藥物和利尿劑。

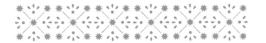

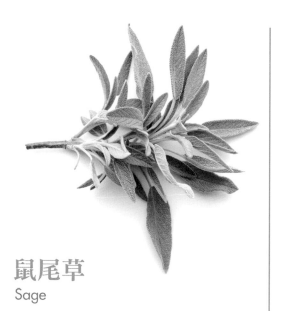

鼠尾草
Sage

學　　名	*Salvia officinalis, Salvia spp.*
別　　名	洋蘇草、山艾
科　　目	唇形科
特　　性	性熱，乾，味微苦
使用部位	葉子
常見製品	茶、醋、新鮮植物、酊劑、煙燻、漱口水

　　鼠尾草大多與油膩的料理搭配使用，最有名的就是美國感恩節時的烤火雞大餐，因此常常被誤以為只適用於感恩節，其實，它還有許多值得你去認識的優點！鼠尾草的耐寒性強，在寒冷的冬天也能生長得很好，持續提供茂密的葉片讓我們使用。鼠尾草茶喝起來微甜回甘，十分美味又好處多多。自古以來，白鼠尾草就就被美洲原住民視為神聖之物（White Sage，學名：*Salvia apiana*，又稱為藥用鼠尾草），當地人會在儀式

和典禮上燃燒白鼠尾草以驅散負面氣場；但事實上，任何一種鼠尾草都有一樣的功效，同時它也擁有眾多醫療上的用途，可紓解身體上的各種不適。

效　　用 提高警覺性和注意力集中，抗菌，抗黴菌，消炎，抗風濕，殺菌，止痙攣，止血，抗病毒，消除脹氣。

治療症狀 口臭和牙齦痠痛，痙攣性咳嗽，憂鬱，消化不良，關節痛，病毒性或細菌感染，上呼吸道感染，退奶，油性皮膚或頭髮，黏膜傷口，記憶力衰退，喉嚨痛，腸胃部不適。

服用方式 鼠尾草茶治療喉嚨痛的效果極佳，對於想要退奶不繼續哺乳的媽媽也有幫助。

建議劑量 茶飲：一天最多3到4杯；酊劑：30到60滴，一天最多服用3次。

注意事項 懷孕及哺乳期間應避免使用；如在懷孕及哺乳期間仍有服用需求，至少應避免長期大量使用。

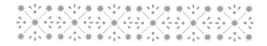

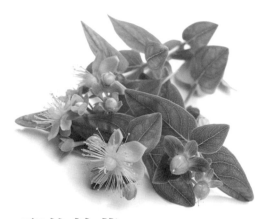

聖約翰草
St. John's Wort

學　　名	*Hypericum perforatum.*
別　　名	金絲桃、貫葉連翹
科　　目	金絲桃科
特　　性	性涼，味微苦，略甜
使用部位	開花時的頂部，頂端約15公分的部分
常見製品	酊劑、茶、浸泡油、錠劑、膠囊

　　聖約翰草是許多人初學藥草時最先認識的入門種類。在1990代後期，美國知名電視節目《60分鐘[29]》製作了一段關於德國的研究報導，證明聖約翰草能有效治療憂鬱症。一夕之間，原本完全不曾考慮使用藥草醫學的人突然開始對這種藥草感興趣，這也是我第一次知道某種藥草被科學證實其功效。

　　金絲桃科植物大多被用在美化景觀上，唯一當作醫療用的只有聖約翰草。想要正確辨別出這種植物，可以將一片葉子放在光線下方，你會看到上面有許多小黑點，那就是葉片上細小的針孔；另一種辨別方式，是把亮黃色的小花放在手指間，搓揉之後會有紅色的染劑殘留。

效　　用 溫和止血，鎮痛，抗憂鬱，消炎，殺菌，抗病毒，鎮定神經，外傷濕敷。

治療症狀 焦慮，輕微至中度憂鬱，濕疹，失眠，更年期症狀，神經疼痛，精神緊繃，神經痛，經前症候群，焦躁不安，季節性憂鬱症，病毒，傷口癒合。

服用方式 用聖約翰草浸泡橄欖油的製品，對於神經痛（外用）十分有效，對濕疹也有幫助。茶、酊劑或是膠囊有助於改善憂鬱症。

建議劑量 酊劑：25到50滴，一天服用2到3次；茶飲：一天最多3杯；錠劑和膠囊：依照標籤使用說明服用。

注意事項 與特定藥物不宜同時使用，尤其是抗憂鬱或抗焦慮藥物，以及避孕藥、抗凝血劑、抗生素等。如果你正在服用處方用藥，使用前請務必諮詢醫生。可能會增加對陽光的敏感度（畏光）。

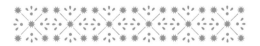

---

[29] 編按：《60分鐘（60 Minutes）》為美國一個長青新聞節目，由哥倫比亞廣播公司（CBS）製作並播出，自1968年播出至今，曾多次獲得獎項。

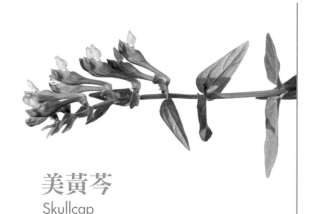

美黃芩
Skullcap

學　　名	*Scutellaria lateriflora*
別　　名	美國黃芩、頭盔花、瘋狗草
科　　目	唇形科
特　　性	性涼，乾
使用部位	土壤外的植物部分
常見製品	酊劑、茶

　　歷史上早已經有不少使用美黃芩的紀錄，因為其具有鎮定止痛的藥性，曾經被用來治療狂犬病，因此獲得「瘋狗草」的暱稱。從前有幾個美洲原住民部落也會用來治療各式各樣的的病症，包括分娩及產後復原、腹瀉和嬰兒的長牙痛等等。在那之後，我們也慢慢發現美黃芩能幫助改善情緒、神經、痙攣及消化問題。

　　美黃芩在過去曾被摻雜另一種叫做歐洲苦草（germander）的植物於市面上販售，因此購買時請認明有保障的藥草商店，不要向來路不明的商家購買。

效　　用 放鬆，止痙攣，抗焦慮，消除脹氣，降血壓，調和情緒，鎮定神經，鎮靜。

治療症狀 焦慮，緊張性頭痛，情緒激動，消化問題，失眠，緊張不安，肌肉抽筋，疼痛，焦慮症發作，壓力。

服用方式 當你需要放鬆又不想要完全昏睡過去，因為你還是要保持適度的緊繃感才能把事情做完時，美黃芩就是很棒的選擇。它同時也是舒緩肌肉痙攣和抽筋的療方，服用一杯好喝的茶或是一點酊劑，很快就能緩解症狀。

建議劑量 酊劑：40到80滴，一天最多服用3次；茶：一天3杯；膠囊：依照標籤使用說明服用。

注意事項 懷孕或哺乳期間禁止使用。對於使用過量是否會造成肝功能損害的議題，目前各界的看法不一，安全起見，最好小心斟酌用量，請勿過量使用。

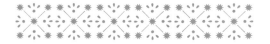

聖約翰草、美黃芩

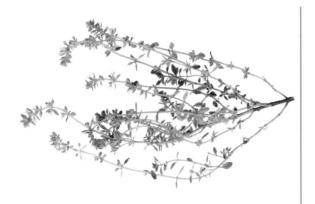

百里香
Thyme

學　　名	*Thymus vulgaris*
別　　名	麝香草
科　　目	唇形科
特　　性	性熱，乾，辛辣
使用部位	葉子
常見製品	茶、酊劑、外用濕敷、糖漿、醋

　　百里香是烹飪時最常添加的香料之一，它可以為許多菜餚增添風味，從蛋料理、義大利麵到牛肉料理，能夠讓味道嘗起來更有層次。廚房裡隨時準備一瓶乾燥的百里香（最好是夏季時從花園裡採摘後自行乾燥而成的新鮮百里香），烹飪時就能隨手加進料理中。這麼做的話，你不但會從藥草裡獲益，接下來也會帶領著你去嘗試更多新的藥草。所有加入香草提味的料理都有益於健康，就從百里香開始領略香草世界的奧妙吧！

效　　用 抗生消炎、抗黴菌、抗菌、止痙攣，抗病毒，消除脹氣，祛痰，調和情緒，放鬆。

治療症狀 急性支氣管炎，咳嗽，精神疲勞，脹氣，失眠，喉嚨痛，壓力。

服用方式 在一杯熱開水中放進兩大匙百里香，光是這樣就很好喝，還能有效提振心情、舒緩喉嚨不適以及改善情緒問題。只是使用單一藥草，就能有如此多樣的功效，很神奇吧！

百里香茶也能幫助改善喉嚨痛、消化道問題和咳嗽症狀，帶來愉悅的放鬆感。

建議劑量 酊劑或茶飲：一天最多服用3次，用於料理上調味則無限制（合理範圍內）。

注意事項 患有癲癇、懷孕及高血壓者應避免使用。

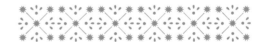

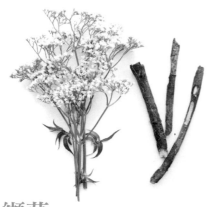

纈草
Valerian

學　名	*Valeriana officinalis*
別　名	歐纈草、鹿子草、蜘蛛香
科　目	纈草科
特　性	性熱，微乾
使用部位	根部，葉子，花朵
常見製品	粉末、茶、酊劑、膠囊

　　纈草因為具有放鬆的功效，加上英文名稱 Valerian 和抗焦慮藥 Valium 有點相似，因此有「藥草界的煩寧[30]」之稱，但其實兩者之間沒有任何關聯。也許是製藥廠想要把產品變成「化學製藥版的纈草」，才將抗焦慮藥品取了相似的名字。但是，服用纈草並不會產生任何苯二氮平類[31]藥物帶來的副作用。

效　用 止痙攣，抗焦慮，放鬆神經，鎮定。

治療症狀 焦慮，暈眩，情緒激動，失眠，肌肉緊繃，肌肉痙攣，生理痛以及更年期症狀，神經緊繃，心悸，痙攣。

服用方式 纈草最常用來治療失眠問題，不過因為纈草帶有一些特殊氣味，建議使用膠囊或酊劑。但是，有些人（例如我自己）服用纈草反而會導致失眠，因此可先於白天嘗試服用，以免加重失眠的狀況。

用纈草花製成的酊劑或茶飲，效果比較溫和，我最喜歡使用纈草的花朵部位，因為它們能令我感到放鬆，而不像纈草根部會讓我充滿活力。另外，新鮮花朵的味道聞起來清香無比，當你熟悉這種特定香味之後，再去喝根部製成的茶會比較容易入口。種植纈草非常容易，如果可以在家種植，就可以更方便取得新鮮的花朵。

建議劑量 茶飲：治療焦慮，一天最多服用3次；幫助睡眠，睡前一小時服用2粒膠囊或40滴酊劑。

注意事項 不可與酒精、憂鬱症或安眠藥一起服用。

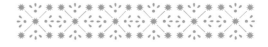

30　編按：煩寧（Valium），一種用於治療焦慮症的抗焦慮藥。

31　譯註：苯二氮平（Benzodiazepines）是一種精神藥物，主要作為鎮靜安眠藥、抗癲癇藥及抗焦慮用藥。

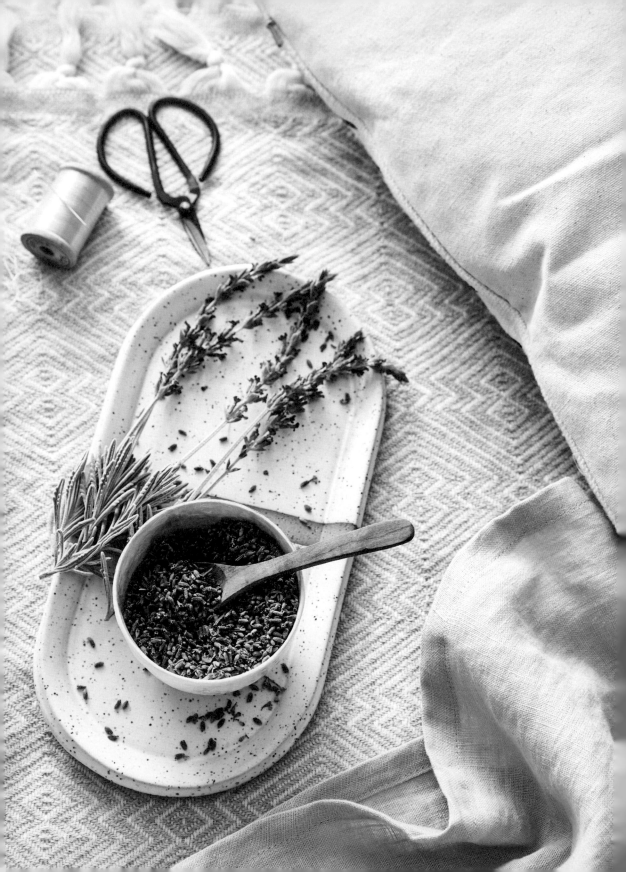

Glossary
藥草特性、製品與效用的用語解說

　　藥草的種類繁多，所含的成分、使用部位與功效也大不相同。剛開始接觸藥草的初學者，可能會對部分專業用語感到不知所措，以下列出本書中提到的藥草相關用語，提供大家參考。

特性

性涼、性寒：涼寒的藥草具有清熱瀉火的解毒作用，適合用來治療熱性病症。「涼」或「寒」是指程度上的差異。

性溫、性熱：溫熱的藥草具有散寒、化濕的作用，適合用來治療寒性病症。「溫」或「熱」是指程度上的差異。

平性：寒熱性質較不明顯的藥物，作用較為平和，效果也較緩慢。

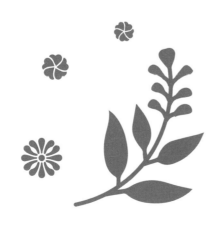

製品

酊劑：以酒精為溶劑，將藥草透過長時間浸泡，利用酒精溶解出植物的藥性，最後所得到的濃縮精華，可長期保存，詳見第45頁。

甘油酊劑：酒精酊劑的替代品。以植物甘油為溶劑來浸泡藥草，但比起以酒精作為溶劑，功效沒那麼強，保存期限也較短，詳見第45頁。

純露：以清水蒸餾植物芳香部位後得到的萃取液，浮在萃取液上方的是精油，其餘的液體則是純露。

花精：透過特殊的製造過程，讓植物在純水、蒸餾水或是山泉水中釋放出治療的分子，再將其混合於白蘭地中保存，用來調理心靈的能量製劑。

水煎劑：使用樹皮、根部或種子，需要在沸水中煎煮一段時間以提煉出療效的飲品，詳見第44頁。

浸泡油：將乾燥的藥草泡在植物油以釋放出藥性，詳見第47頁。

止咳：抑制咳嗽。

止痛、鎮痛：能減輕或消除身體的疼痛感，同時讓人維持清醒的物質。

止痙攣：紓解或放鬆痙攣現象。

外傷藥：幫助傷口癒合。

血管擴張：放鬆血管壁肌肉來擴張血管。

利尿：刺激排尿。

抗生消炎：殺死細菌或抑制微生物生長。

抗氧化：去除自由基，終止連鎖反應並且抑制其他氧化反應。

抗病毒：抑制或殺死病毒。

抗組織胺：抑止組織胺效應，從而減輕身體對過敏原的反應。

抗焦慮：減緩焦慮。

抗菌：抑制細菌生長或殺菌。

抗鼻塞：紓解上呼吸道系統充血或堵塞的症狀。

抗憂鬱：減輕憂鬱症的物質。

抗糖尿：幫助控制血糖值。

抗黴菌：抑制黴菌生長或殺死黴菌。

改善體質：藉由改變身體的運作來治療或恢復健康。

刺激振奮：讓人感到興奮或增加精力。

保護神經：保護神經不受外傷或退化，並保護大腦功能。

抗生消炎：降低人體對傷口、感染或刺激物的免疫反應。

消除脹氣：促進排出胃腸脹氣。

殺菌：預防微生物引起的感染。

祛痰：促進呼吸道排出痰。

通便：促進排便。

提升記憶力：增進認知功能、記憶力和學習能力。

滋補調理：使身體回復正常運作或增強身體機能。

催眠（安眠）：促使入睡。

壯陽／增加性慾：增加或改善親密行為和引起性慾。

潤膚：舒緩皮膚或黏膜組織。

緩和疼痛：在黏膜組織上形成一層舒緩保護膜的物質，具有緩和的效果。

適應原：不具有毒素的草本物質，可保護我們免受環境、化學壓力損害以及還原身體健康機能。

鎮靜：緩和過於緊張或激動的情緒。

鎮定神經：鎮定及加強神經系統。

建議劑量

間歇性：服用藥物一段時間後短暫停用，之後再恢復使用。

Herbal Ally Substitutes
同性質藥草的可替代對照表

　　本書中所選用的藥草，在不濫用、不過量使用的前提下，一般日常生活中的使用上都很安全，但要注意的是，請把藥草當作有生命的物體，它們也需要被了解，需要受到尊重。如果因為手邊沒有某種藥草而需要替換使用，在使用新藥草之前，務必先花一點時間去認識這些植物的特性，注意服用該藥草後你的身體出現什麼樣的反應，最好可以詳細記錄下來。

　　如果你想要嘗試新的藥草，或是正在製作某種新的配方，使用越簡單的搭配方式越好。除非你的症狀或狀況有很明顯的特質（乾／濕、熱／寒），需要服用特定屬性的藥草，否則請選擇在能量上相輔相成的配方以取得平衡。例如：特性乾的藥草搭配濕潤的藥草，像是車前草和藥蜀葵；而特性涼的藥草可以添加一些特性溫熱的薑。

　　在本書中，我試著精選出一系列容易取得的藥草，但如果你因為居住的區域或是其他原因，導致取得特定藥草有困難，可以參考以下的表格，找到功效類似的替代藥草。不過，在使用替代藥草之前，務必先確認原本藥草的治療作用，再選出也具備相同作用的藥草進行替換。當你能夠更熟練地使用藥草之後，開始研發屬於你自己的藥草配方時，以下表格會對你非常有幫助。

　　最後，提醒大家在製作各種新配方時，都以低劑量開始嘗試，只有在真正有必要時才增加劑量。

適應原
- 南非醉茄
- 黃耆
- 刺五加
- 聖羅勒
- 紅景天

改善體質
- 南非醉茄
- 接骨木
- 車前草

止痛
- 藍色馬鞭草
- 加州罌粟

- 紫錐菊
- 薑
- 銀杏
- 聖羅勒
- 含羞草
- 蕁麻
- 車前草
- 玫瑰

- 迷迭香
- 聖約翰草

抗菌

- 南非醉茄
- 洋甘菊
- 紫錐菊
- 薑
- 聖羅勒
- 薄荷
- 益母草
- 蕁麻
- 車前草
- 玫瑰
- 鼠尾草
- 百里香

抗生消炎

- 貓薄荷
- 薰衣草
- 百里香

抗凝血（活血）

- 薑

抗憂鬱

- 聖羅勒
- 薰衣草
- 檸檬香蜂草
- 燕麥
- 西番蓮
- 紅景天
- 玫瑰

- 聖約翰草

抗糖尿

- 刺五加

抗黴菌

- 紫錐菊
- 薑
- 聖羅勒
- 薰衣草
- 薄荷
- 益母草
- 迷迭香
- 鼠尾草
- 百里香

抗組織胺

- 洋甘菊
- 薄荷
- 蕁麻

抗高血壓

- 山楂

消炎

- 南非醉茄
- 黃耆
- 洋甘菊
- 紫錐菊
- 接骨木
- 薑
- 銀杏
- 山楂

- 聖羅勒
- 薰衣草
- 藥蜀葵
- 薄荷
- 蕁麻
- 車前草
- 玫瑰
- 迷迭香
- 鼠尾草
- 聖約翰草

抗氧化

- 紫錐菊
- 接骨木
- 山楂
- 聖羅勒
- 檸檬香蜂草
- 薄荷
- 益母草
- 紅景天
- 迷迭香

抗菌

- 南非醉茄
- 紫錐菊
- 薰衣草
- 玫瑰
- 迷迭香
- 鼠尾草
- 聖約翰草

止痙攣

- 南非醉茄

- 藍色馬鞭草
- 加州罌粟
- 貓薄荷
- 薰衣草
- 檸檬香蜂草
- 藥蜀葵
- 益母草
- 西番蓮
- 車前草
- 玫瑰
- 迷迭香
- 鼠尾草
- 美黃芩
- 百里香
- 纈草

止咳

- 南非醉茄
- 藥蜀葵

抗病毒

- 黃耆
- 紫錐菊
- 接骨木
- 刺五加
- 薑
- 聖羅勒
- 薰衣草
- 檸檬香蜂草
- 玫瑰
- 迷迭香
- 鼠尾草

- 聖約翰草
- 百里香

抗焦慮

- 南非醉茄
- 加州罌粟
- 銀杏
- 山楂
- 聖羅勒
- 薄荷
- 西番蓮
- 美黃芩
- 纈草

壯陽／增加性慾

- 南非醉茄
- 玫瑰

止血

- 紫錐菊
- 接骨木
- 山楂
- 益母草
- 蕁麻
- 車前草
- 玫瑰
- 鼠尾草

苦味劑

- 藍色馬鞭草
- 洋甘菊

強心

- 山楂
- 益母草

保護心臟

- 紅景天

消除脹氣

- 洋甘菊
- 薑
- 山楂
- 薰衣草
- 檸檬香蜂草
- 含羞草
- 薄荷
- 迷迭香
- 鼠尾草
- 美黃芩
- 百里香

促進循環

- 銀杏
- 山楂
- 益母草

抗鼻塞

- 蕁麻
- 車前草

緩和疼痛

- 接骨木
- 藥蜀葵
- 車前草

發汗

- 貓薄荷
- 薑
- 益母草

利尿

- 南非醉茄
- 藍色馬鞭草
- 接骨木
- 銀杏
- 山楂
- 聖羅勒
- 藥蜀葵
- 含羞草
- 益母草
- 蕁麻
- 車前草
- 迷迭香

調經

- 益母草
- 迷迭香

祛痰

- 藍色馬鞭草
- 接骨木
- 聖羅勒
- 蕁麻
- 車前草
- 玫瑰
- 百里香

促進乳汁分泌

- 貓薄荷

調理肝功能

- 薰衣草

降血壓

- 西番蓮
- 美黃芩

催眠

- 加州罌粟
- 西番蓮

增強免疫系統

- 南非醉茄
- 黃耆
- 貓薄荷
- 紫錐菊
- 接骨木
- 薑
- 聖羅勒
- 益母草

通便

- 接骨木
- 益母草
- 迷迭香

改善情緒

- 含羞草
- 美黃芩
- 百里香

鎮定神經

- 藍色馬鞭草
- 加州罌粟
- 貓薄荷
- 聖羅勒
- 檸檬香蜂草
- 含羞草
- 益母草
- 燕麥
- 西番蓮
- 玫瑰
- 迷迭香
- 美黃芩
- 聖約翰草
- 纈草

保護神經

- 刺五加
- 薑
- 聖羅勒
- 迷迭香

提升記憶力

- 南非醉茄
- 銀杏
- 檸檬香蜂草
- 紅景天

滋養

- 蕁麻
- 燕麥
- 玫瑰

清涼退火

- 薄荷
- 車前草
- 玫瑰

放鬆

- 藍色馬鞭草
- 貓薄荷
- 山楂
- 薰衣草
- 含羞草
- 百里香
- 纈草

鎮靜

- 南非醉茄
- 藍色馬鞭草
- 加州罌粟
- 貓薄荷
- 洋甘菊
- 薰衣草
- 檸檬香蜂草
- 含羞草
- 益母草
- 玫瑰
- 美黃芩
- 纈草

刺激振奮

- 南非醉茄
- 含羞草
- 紅景天
- 迷迭香

殺菌

- 蕁麻
- 玫瑰

發熱

- 薑

滋補調理

- 南非醉茄
- 紫錐菊
- 刺五加
- 聖羅勒
- 藥蜀葵
- 含羞草
- 益母草
- 蕁麻
- 車前草
- 玫瑰
- 迷迭香

血管擴張

- 南非醉茄
- 益母草

外傷藥

- 紫錐菊
- 藥蜀葵
- 含羞草
- 車前草
- 迷迭香
- 聖約翰草

Measurement Conversions
重量＆容量對照表

懶人測量法

在 Part II 的配方中，對於各項材料我都有提供精準的分量，但在我自己的筆記本裡，我則是以「份」為單位來計算用量，我自己稱為「懶人測量法」。使用這種方法，特定單位的測量就變得不重要了，重要的是比例。通常測量時以「體積」為準，而非「重量」，以下舉例說明：

藥草茶配方以分量計算：
洋甘菊 2 份
薄荷 1 份

可以解讀為：
2 大匙洋甘菊
1 大匙薄荷
或是
2 杯洋甘菊
1 杯薄荷
或是
2 桶洋甘菊
1 桶薄荷

關於單位標示

本書使用美式英制單位，例如品脫、加侖、盎司等等，為方便台灣讀者使用，後方會加註相對應的公制單位。

盎司（ounce，縮寫為 oz）為美國代表「重量」或「容積」的單位，當成重量或容積時，意義有所不同。以下提供美國標準單位換算為公克（g）或毫升（ml）的對照表。

重量對照表

盎司 oz（重量）	公克 g
1/2 oz	15 g
1 oz	30 g
2 oz	60 g
4 oz	115 g
8 oz	225 g
12 oz	340 g
16 oz	455 g

容積對照表

盎司 oz（容積）	毫升 ml
1 oz	30 ml
2 oz	60 ml
4 oz	120 ml
8 oz	240 ml
12 oz	355 ml
16 oz（1品脫）	475 ml
32 oz（1夸脫）	1000 ml（1公升）
128 oz（1加侖）	4000 ml（4公升）

　　材料中的「1杯」、「1匙」是指料理用的量杯與量匙，兩者皆可在食品材料行購得，注意不同廠牌、型號的量杯，容量有些微差距。本書使用美規量杯，一杯約235 ml。

量杯對照表

美國標準單位	毫升 ml
1/4 杯	59 ml
1/3 杯	79 ml
1/2 杯	118 ml
2/3 杯	156 ml
3/4 杯	177 ml
1 杯	235 ml
2 杯	475 ml
3 杯	700 ml
4 杯	1000 ml（1公升）

　　標準量匙一組有4支，最大的第一支是一大匙，第二支是一茶匙，第三支是1/2茶匙，第四支是1/4茶匙。大匙＝Tablespoon，縮寫tbsp. 或是T.；茶匙＝Teaspoon，縮寫tsp. 或是t.。

量匙對照表

美國標準單位	毫升 ml
1/8 茶匙	約0.5 ml
1/4 茶匙	1.25 ml
1/2 茶匙	2.5 ml
3/4 茶匙	約4 ml
1 茶匙	5 ml
1 大匙	15 ml

烤箱溫度

華氏（℉）	攝氏（℃）
250℉	120℃
300℉	150℃
325℉	165℃
350℉	180℃
375℉	190℃
400℉	200℃
425℉	220℃
450℉	230℃

Resources
商品購買資訊、相關課程＆情緒諮商

比起從種子開始種植，我更常直接購買植物的幼苗。剛好在我所居住的美國賓州地區，每到春天都會舉辦超棒的戶外藥草活動，許多小農會出來擺攤販售商品。此外，在縣內也有不少自家經營的藥草農場，因此對我來說，購買藥草植物的幼苗並不困難。不過，許多規模較小的農家不提供網路販售服務，因為他們都在忙著除草、掐尖[32]和澆水灌溉，如果你能親自跑一趟，跟當地的農家交流一下，說不定你會有更多意想不到的收穫。

◆以下為本書作者居住地區（美國賓州）的在地商家，為方便台灣讀者購買，編輯部整理了台灣購買資訊。資料謹供參考，對於商品的品質、產地與保固，皆由商家自行負責，編輯部不負任何擔保責任。

種子

以下商家都提供非基因改造、原種且高品質的種子。

- Southern Exposure
  網站：SouthernExposure.com
- Johnny's
  網站：JohnnySeeds.com
- Rareseeds
  網站：RareSeeds.com

種子和植物

我最近剛從 Strictly Medicinal 買了一些刺五加的種子，任何一種具有醫療效用的植物，幾乎都可以在這裡找到。選擇性多、價錢公道，服務又好。

- Strictly Medicinal Seeds
  網站：StrictlyMedicinalSeeds.com

藥草及供應商

由於有些商品取得不易，我會從美國不同的地區選擇適合的網購商店。但如同我先前提到的，如果當地商店買得到，我

---

32 編按：掐尖（Pinching），又稱為「摘心」、「打頂」，農業技術名詞。意指掐去植物的頂端，使植物的側芽和果枝長得更茂盛。去除頂端的植物能讓側芽長得更好，提高開花結果的機率。

會優先在所居住的區域購買，畢竟我希望住家附近的藥草商家能生意興隆、持續把店經營下去！

- 蒲公英花草園（西雅圖）
  Dandelion Botanicals, Seattle, Washington
  網站：DandelionBotanical.com

  以重量計價，價錢合理。這是一家家庭營運的店家，商品種類繁多。

- 花卉精華協會（內華達市）
  Flower Essence Society, FES, Nevada City, California
  網站：FESFlowers.com

  品質十分有口碑的花卉精華商家，很多商品都是由自家的生物動力農場[33]所製造出來的。

- 賓州藥草（費城）
  Penn Herb, Philadelphia, Pennsylvania
  網站：PennHerb.com

  經營有成的商家，提供各種藥草及藥草製品。

- 紅月藥草（費城）
  Red Moon Herbs, Asheville, North Carolina
  網站：RedMoonHerbs.com

  雖然可大量購買的藥草數量有限，但有一系列很優秀的藥草產品。

- 植物學之旅（新墨西哥州）
  Voyage Botanica, New Mexico
  網站：VoyageBotanica.net

  位於美國西南部地區，一家由人工採收並製作的商店，季節性販售在當地種植的新鮮藥草。

- 幸福緬因藥草（費城）
  Blessed Maine Herbs, Athens, Maine
  網站：BlessedMaineHerbs.com

  品質佳的酊劑、酏劑、軟膏、糖漿及其他多種產品，季節性販售自家農場種植的藥草。

- 迷迭香之家（梅卡尼克斯堡）
  The Rosemary House, Mechanicsburg, Pennsylvania
  網站：www.therosemaryhouse.com

  各式各樣的乾燥藥草和酊劑。

- 高山玫瑰藥草（尤金）
  Mountain Rose Herbs, Eugene, Oregon
  網站：MountainRoseHerbs.com

  應有盡有的藥草品項！

---

[33] 編按：生物動力農場（bio-dynamic farm），使用自己或鄰近農場養殖的牛所生產的有機牛肥來製作堆肥，並在施行農事時觀測天象，使用天然的物質讓土地回歸原始的活力，培養出健康的農作物。

- 女巫藥草園（台灣／新北市）
  地址：新北市永和區保福路2段88巷19號1F
  電話：0952-610-191 /（02）2232-5427
  營業時間：週三～週日11:00-19:30
  網站：www.boxberrystreet.com.tw/

  2013年創立，除了代理進口歐美上百種單方、複方草本茶、精油與植物油之外，也有販售使用這些草本素材製作的各種天然商品，包含特調草本茶和植物保養品。

瓶瓶罐罐

以下兩家美國的線上商店擁有豐富的瓶罐選項，包括瓶子、罐子、鐵盒、試管、護唇膏容器等等；台灣方面，台北後火車站的太原路有非常多的瓶瓶罐罐商店，網路上搜尋關鍵字也可以找到不少商家。

- SKS 瓶罐＆包裝用品（美國）
  SKS Bottle&Packaging
  網站：SKS-Bottle.com

- 瓶罐專賣店（美國）
  Specialty Bottle
  網站：SpecialtyBottle.com

- 龍洋容器（台灣）
  地址：台北市大同區太原路139號
  電話：02-2558-2133
  網站：www.lybottle.com.tw/index.aspx

- 青山儀器（台灣）
  地址：台北市大同區鄭州路31號
  電話：02-2558-7181
  網站：www.bottles.com.tw/

藥草相關知識學習

- 《藥草寶典》雜誌
  The Essential Herbal Magazine
  網站：EssentialHerbal.com

  內容十分平易近人，專注於與藥草學相關的各項領域，初學者到專業人士都適合閱讀。

- 藥草良師
  Herb Mentor
  網站：LearningHerbs.com

  訂閱制，付費成為會員後，每個月會提供一個包含影片、文章及各項資訊的論壇學習空間。

目前美國和台灣都有不少關於藥草學習的線上課程，可自行選擇有興趣的課程參加。如果想要隨時瞭解最新藥草資訊，最好的方式是加入有關藥草的群組，多多參與討論，有問題也可以隨時發問。

◆作者的臉書群組：theessentialherbal

情緒問題尋求協助

- 自殺防治生命線（美國）

  National Suicide Prevention Lifeline

  電話：1-800-273-8255

  網站：SuicidePreventionLifeline.org

  如果你有傷害自己的念頭，或是深陷在情緒困擾之中，在美國可以撥打自殺防治生命線，即刻獲得免費協助，通話內容全程保密。

- 衛生福利部安心專線1925（台灣）

  手機或市話直撥：1925

  政府專線，24小時提供免付費心理諮詢服務。

- 免付費生命線 1995（台灣）

  手機或市話直撥：1995

  民間團體專線，24小時免付費提供各種心理困擾問題協助。

References
本書參考資料

- Josie Glausiusz，「泥土是新的百憂解嗎？」（Is Dirt the New Prozac?），《發現雜誌》（Discover Magazine），July 13, 2007, Accessed March 4, 2020. DiscoverMagazine.com/mind/is-dirt-the-new-prozac.

- Megan Scudellari，「你的身體裡充滿了野花雜草的受體。」（Your Body Is Teeming with Weed Receptors.），《科學家》（The Scientist），July 16, 2017, Accessed March 4, 2020. The-Scientist.com/features/your-body-is-teeming-with-weed-receptors-31233.

- Cathy Walker，「自製療藥之美。」（The Beauty of Making Your Own Medicine.），《藥草寶典》（The Essential Herbal），（January/February 2020）：18.

致謝

　　我要感謝美麗動人的貝爾莎・瑞佩爾特（Bertha Reppert），在我所居住的賓州梅克尼克斯堡小鎮（Mechanicsburg），經營了一家名為迷迭香之家（The Rosemary House）的藥草店。她在此開闢了一條道路，讓我們深愛藥草的每一個人都感到超幸福，我相信正是因為有她在，我們這個豐富又無私的藥草圈子，才能持續地成長茁壯並且不斷進化，當然我們都非常歡迎每一位藥草新手的加入。

　　雖然有不少老一輩的人擁有不少植物相關知識，而這些知識多少混雜了美國賓州德裔（阿米希人等）所傳承下來的藥草使用方法，但隨著時間流逝，這些知識也漸漸被埋沒在現代醫學的洪流之中。其實，現今許多人連在烹飪時都很少使用香草了。值得慶幸的是，貝爾莎努力不懈地書寫文章、努力傳承藥草知識，慢慢改變了這樣的情況，她的女兒——蘇珊娜（Susanna）和南西（Nancy），也繼承了她的衣缽。

　　每一個地方，都會有一個為藥草圈發揚光大的人，而如果你夠幸運，就能遇見像貝爾莎這樣的人。她無私的教導方式，讓我們所有人都想要繼續散播對藥草的熱愛。

　　在此特別向您致敬，親愛的瑞佩爾特女士，忠心感謝您。

蒂娜・薩姆斯

台灣廣廈 國際出版集團
Taiwan Mansion International Group

國家圖書館出版品預行編目（CIP）資料

情緒修復藥草聖經：從飲用、泡澡到塗抹，在家做出101種
解決情緒障礙與身體病痛的天然配方 / 蒂娜.薩姆斯著；蘇郁
捷翻譯. -- 初版. -- 新北市：蘋果屋, 2021.11
　　面；　　公分
ISBN 978-986-06689-5-7（平裝）
1.植物性生藥 2.自然療法

418.52　　　　　　　　　　　　　　　110014221

情緒修復藥草聖經

從飲用、泡澡到塗抹，在家做出**101**種解決情緒障礙與身體病痛的天然配方

作　　者／蒂娜‧薩姆斯　　　　編輯中心編輯長／張秀環‧**執行編輯**／周宜珊
翻　　譯／蘇郁捷　　　　　　　**封面設計**／何偉凱‧**內頁排版**／菩薩蠻數位文化有限公司
　　　　　　　　　　　　　　　製版‧印刷‧裝訂／東豪‧弼聖‧明和

行企研發中心總監／陳冠蒨　　　媒體公關組／陳柔彣
　　　　　　　　　　　　　　　綜合業務組／何欣穎

發 行 人／江媛珍
法 律 顧 問／第一國際法律事務所 余淑杏律師‧北辰著作權事務所 蕭雄淋律師
出　　　版／蘋果屋
發　　　行／蘋果屋出版社有限公司
　　　　　　地址：新北市235中和區中山路二段359巷7號2樓
　　　　　　電話：（886）2-2225-5777‧傳真：（886）2-2225-8052

代理印務‧全球總經銷／知遠文化事業有限公司
　　　　　　地址：新北市222深坑區北深路三段155巷25號5樓
　　　　　　電話：（886）2-2664-8800‧傳真：（886）2-2664-8801
郵 政 劃 撥／劃撥帳號：18836722
　　　　　　劃撥戶名：知遠文化事業有限公司（※單次購書金額未滿1000元需另付郵資70元。）

■出版日期：2021年11月
ISBN：978-986-06689-5-7

HERBAL MEDICINE FOR EMOTIONAL HEALING by Tina Sams
Copyright © 2020 by Rockridge Press, Emeryville, California

Photography © Alicia Cho, styling by Ashley Nevarez, pp. 6, 8, 16, 22, 24, 32, 42, 50, 52, 72, 86, 94, 102, 122, 156; © Helene
Dujardin pp. 125, 129, 130, 131, 134, 137, 138, 140, 144, 150, 151, 154; © Lucia Loiso pp. 142, 147; shutterstock pp. 124,
127, 128, 133, 148, 153; istock pp. 132, 135, 136, 139, 141, 143, 145, 146, 155.
Author photo © Lori Stahl
First Published in English by Rockridge Press, an imprint of Callisto Media, Inc.